大展好書　好書大展

品嘗好書　冠群可期

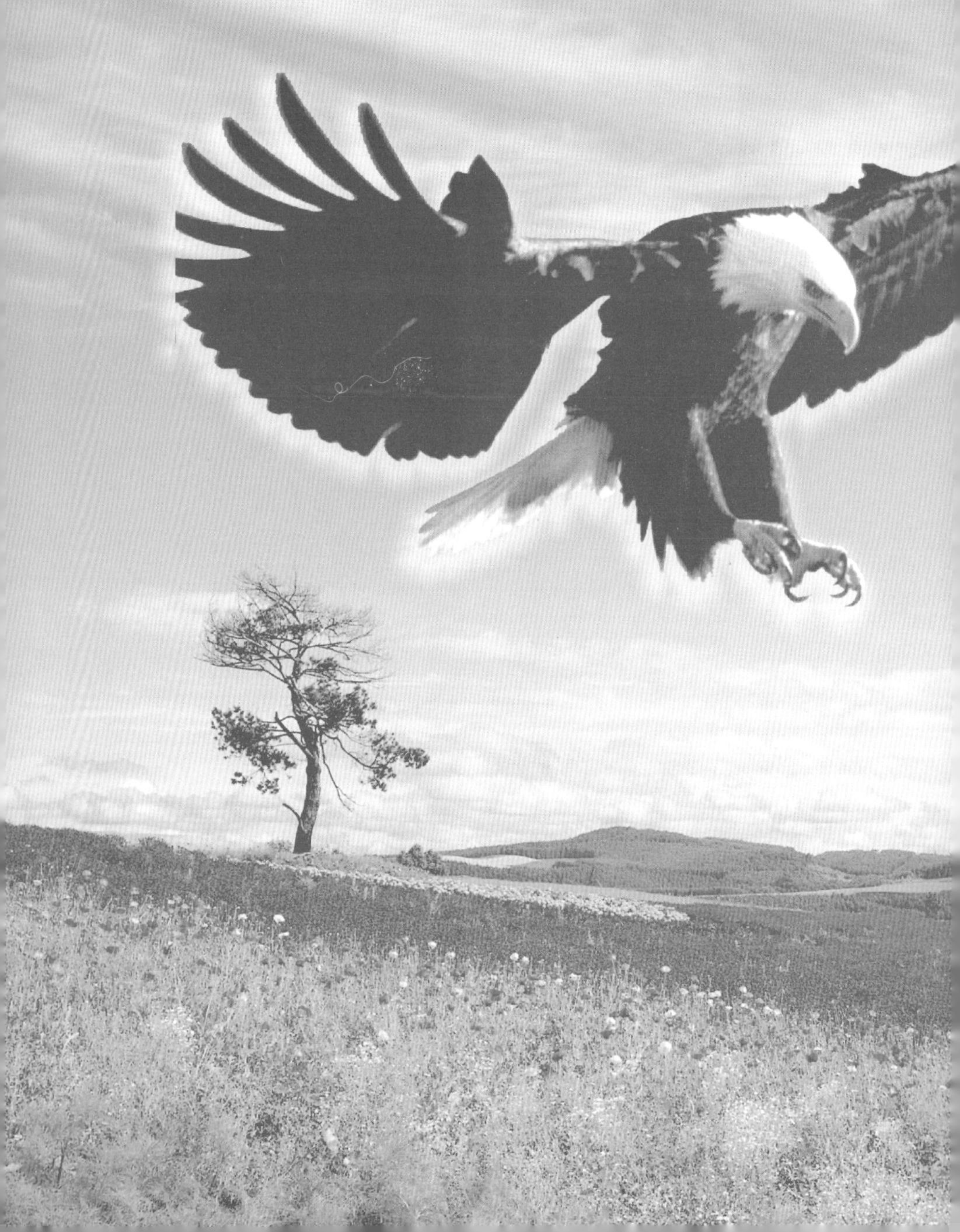

大展好書　好書大展

品嘗好書　冠群可期

中醫經典古籍 5

《脾胃論》校注

金・李東垣 著

李倩　郝洋　高麗娜　校注

序

天之邪氣，感則害人五臟，八風之邪中人之高者也。水穀之寒熱，感則害人六腑，謂水穀入胃，其精氣上注於肺，濁溜於腸胃，飲食不節而病者也。地之濕氣感，則害人皮膚筋脈，必從足始者也。《內經》說百病皆由上、中、下三者，及論形氣兩虛，即不及天地之邪，乃知脾胃不足為百病之始。有餘不足，世醫不能辨之者，蓋已久矣。往者遭壬辰之變，五六十日之間為飲食勞倦所傷而歿者，將百萬人，皆謂由傷寒而歿。後見明之「辨內外傷」及「飲食勞倦傷」一論，而後知世醫之誤。學術不明誤人乃如此，可不大哀耶！明之既著論矣，且懼俗蔽不可以猝悟也，故又著《脾胃論》叮嚀之，上發二書之微，下祛千載之惑，此書果行，壬辰藥禍當無從而作。仁人之言，其意博哉！

己酉七月望日遺山元好問序

目　錄

卷　上……11

脾胃虛實傳變論……12

臟氣法時升降浮沉補瀉圖說……16

脾胃勝衰論……18

補脾胃瀉陰火升陽湯……30

肺之脾胃虛論……31

升陽益胃湯……31

君臣佐使法……32

分經隨病製方……36

通氣防風湯……36

羌活勝濕湯……37

用藥宜禁論……39

仲景引《內經》所說脾胃……41

卷　中……47
氣運衰旺圖說……48
飲食勞倦所傷始為熱中論……49
補中益氣湯……51
脾胃虛弱隨時為病隨病製方……55
黃耆人參湯……56
除風濕羌活湯……62
調中益氣湯……63
長夏濕熱胃困尤甚用清暑益氣湯論……65
清暑益氣湯……67
隨時加減用藥法……70
腸澼下血論……74
涼血地黃湯……74
升陽除濕防風湯……75
脾胃虛不可妄用吐藥論……76
安養心神調治脾胃論……77
凡治病當問其所便……78
胃氣下溜五臟氣皆亂其為病互相出見論……79
陰病治陽，陽病治陰……81
三焦元氣衰旺……83

卷　下 ······ 85

大腸小腸五臟皆屬於胃，胃虛則俱病論 ······ 86
脾胃虛則九竅不通論 ······ 87
胃虛臟腑經絡皆無所受氣而俱病論 ······ 89
胃虛元氣不足諸病所生論 ······ 92
忽肥忽瘦論 ······ 92
天地陰陽生殺之理在升降浮沉之間論 ······ 93
陰陽壽夭論 ······ 95
五臟之氣交變論 ······ 96
陰陽升降論 ······ 97
調理脾胃治驗治法用藥若不明升降浮沉瘥互反損論 ······ 98
清神益氣湯 ······ 100
半夏白朮天麻湯 ······ 102
人參芍藥湯 ······ 103
麻黃人參芍藥湯 ······ 103
升陽散火湯 ······ 104
安胃湯 ······ 104
清胃散 ······ 105
清陽湯 ······ 106
胃風湯 ······ 106

陽明病濕勝自汗論……107
調衛湯……107
濕熱成痿肺金受邪論……108
清燥湯……108
助陽和血補氣湯……109
升陽湯……109
升陽除濕湯……110
益胃湯……110
生薑和中湯……111
強胃湯……111
溫胃湯……112
和中丸……112
藿香安胃散……113
異功散……113
飲食傷脾論……114
五苓散……114
論飲酒過傷……115
葛花解酲湯……115
枳朮丸……116
橘皮枳朮丸……116
半夏枳朮丸……117
木香乾薑枳朮丸……117

木香人參生薑枳朮丸……118
和中丸……118
交泰丸……119
三棱消積丸……120
備急丸……120
神保丸……121
雄黃聖餅子……121
蠲飲枳實丸……122
感應丸……122
神應丸……124
白朮安胃散……125
聖餅子……125
當歸和血散……126
訶黎勒丸……126
脾胃損在調飲食適寒溫……127
胃風湯……128
三黃丸……129
白朮散……129
加減平胃散……130
散滯氣湯……131
通幽湯……132
潤腸丸……132

導氣除燥湯……133
丁香茱萸湯……133
草豆蔻丸……134
神聖復氣湯……135
脾胃將理法……137
攝養……138
遠欲……139
省言箴……140

卷上

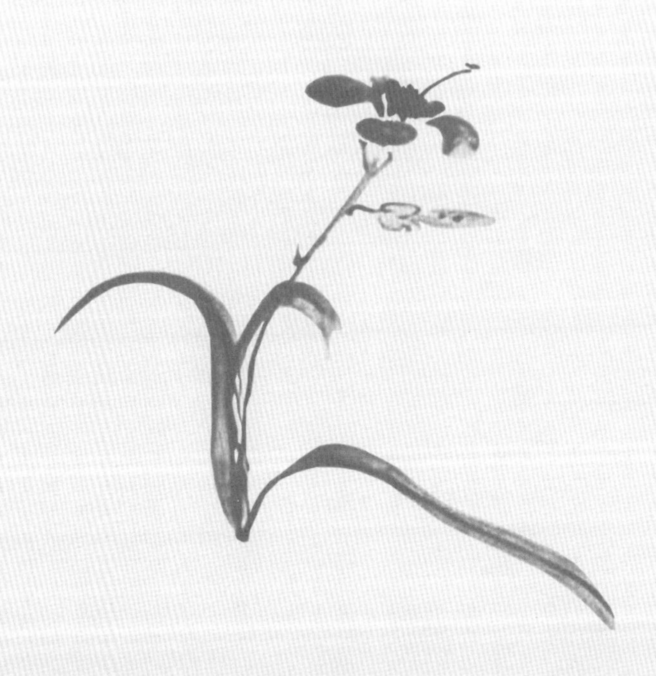

脾胃虛實傳變論

《五臟別論》云：胃、大腸、小腸、三焦、膀胱，此五者，天氣之所生也，其氣象天，故瀉而不藏。此受五臟濁氣，名曰傳化之腑，此不能久留輸瀉者也。

所謂五臟者，藏精氣而不瀉也，故滿而不能實；六腑者，傳化物而不藏，故實而不能滿。所以然者，水穀入口，則胃實而腸虛；食下，則腸實而胃虛。故曰實而不滿，滿而不實也。

《陰陽應象大論》云：穀氣通於脾，六經為川，腸胃為海，九竅為水注之氣。九竅者，五臟主之，五臟皆得胃氣乃能通利。

《通評虛實論》云：頭痛耳鳴，九竅不利，腸胃之所生也。胃氣一虛，耳目口鼻，俱為之病。

《經脈別論》云：食氣入胃，散精於肝，淫氣於筋。食氣入胃，濁氣歸心，淫精於脈。脈氣流經，經氣歸於肺，肺朝百脈，輸精於皮毛。毛脈合精，行氣於腑。腑精神明，留於四臟，氣歸於權衡，權衡以平，氣口成寸，以決死生。

飲入於胃，游溢精氣，上輸於脾，脾氣散精，上歸於肺，通調水道，下輸膀胱。水精四布，五經並行，合於四時五臟陰陽，揆度以為常也。

又云：陰之所生，本在五味；陰之五官，傷在五味。至於五味，口嗜而欲食之，必自裁制，勿使過焉，過則傷其正也。謹和五味，骨正筋柔，氣血以流，腠理以密，如是則骨氣以精，謹道如法，長有天命。

《平人氣象論》云：人以水穀為本，故人絕水穀則死，脈無胃氣亦死。所謂無胃氣者，非肝不弦、腎不石也。

歷觀諸篇而參考之，則元氣之充足，皆由脾胃之氣無所傷，而後能滋養元氣。若胃氣之本弱，飲食自倍，則脾胃之氣既傷，而元氣亦不能充，而諸病之所由生也。

《內經》之旨，皎如日星，猶恐後人有所未達，故《靈樞經》中復申其說。經云：水穀入口，其味有五，各注其海，津液各走其道，胃者水穀之海，其輸上在氣街，下至三里。

水穀之海有餘則腹滿，水穀之海不足則饑不受穀食。人之所受氣者穀也，穀之所注者胃也。

胃者，水穀氣血之海也。海之所行雲氣者，天下也。胃之所出氣血者，經隧也。經隧者，五臟六腑之大絡也。

又云：五穀入於胃也，其糟粕、津液、宗氣分為三隧，故宗氣積於胸中，出於喉嚨，以貫心肺而行呼吸焉。榮氣者，泌其津液注之於脈，化而為血，以榮四末，內注五臟六腑，以應刻數焉。衛者出其悍氣之慓疾，而行於四末分肉皮膚之間而不休者也。

又云：中焦之所出，亦並胃中，出上焦之後。此所受氣者，泌糟粕、蒸津液，化為精微，上注於肺脈，乃化而為血，以奉生身，莫貴於此。

聖人諄復其辭而不憚其煩者，仁天下後世之心亦惓惓矣。故夫飲食失節，寒溫不適，脾胃乃傷。此因喜、怒、憂、恐，損耗元氣，資助心火。火與元氣不兩立，火勝則乘其土位，此所以病也。

《調經篇》云：病生陰者，得之飲食居處、陰陽喜怒。

又云：陰虛則內熱，有所勞倦，形氣衰少，穀氣不盛，上焦不行，下脘不通，胃氣熱，熱氣薰胸中，故為內熱。脾胃一傷，五亂互作，其始病遍身壯熱，頭痛目眩，肢體沉重，四肢不收，怠惰嗜臥，為熱所傷，元氣不能運用，故四肢困怠如此。

聖人著之於經，謂人以胃土為本，成文演義，互相發明，不一而止。粗工不解，妄意使用，本以活人，反以害人。

今舉經中言病從脾胃所生，及養生當實際引數氣者，條陳之。

《生氣通天論》云：蒼天之氣，清淨則志意治，順之則陽氣固，雖有賊邪，弗能害也，此因時之序。故聖人傳精神，服天氣，而通神明。失之內閉九竅，外壅肌肉，衛氣散解，此謂自傷，氣之削也。

陽氣者，煩勞則張，精絕，辟積於夏，使人煎厥。目盲耳閉，潰潰乎若壞都。故蒼天之氣貴清淨，陽氣惡煩勞，病從脾胃生者一也。

《五常政大論》云：陰精所奉其人壽，陽精所降其人夭。陰精所奉謂脾胃既和，穀氣上升，春夏令行，故其人壽。陽精所降，謂脾胃不和，穀氣下流，收藏令行，故其人夭，病從脾胃生者二也。

臟氣法時升降浮沉補瀉圖說

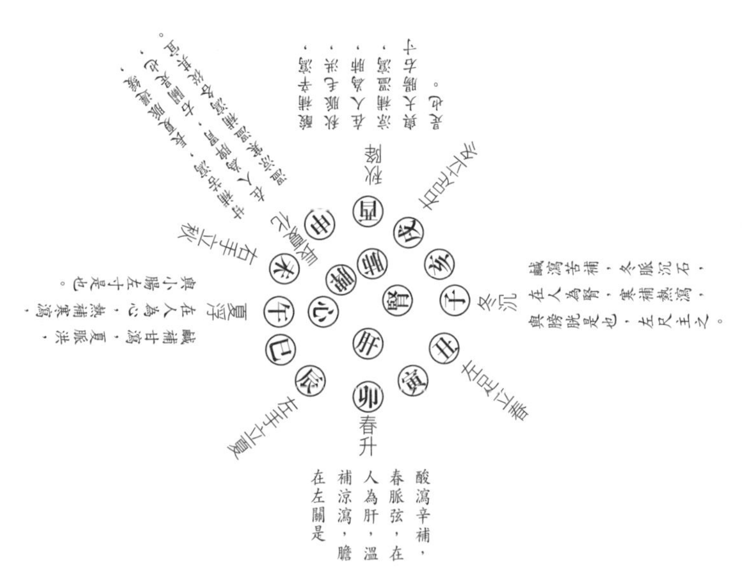

《六節臟象論》云：脾、胃、大腸、小腸、三焦、膀胱者，倉廩之本，榮之居也。名曰器，能化糟粕轉味而入出者也。其華在唇四白，其充在肌，其味甘，其色黃，此至陰之類，通於土氣，凡十一臟皆取決於膽也。膽者，少陽春升之氣，春氣升則萬化安。故膽氣春升，則餘臟從之。膽氣不升，則飧泄、腸澼不一而起矣。病從脾胃生者三也。

經云：天食人以五氣，地食人以五味。五氣入鼻，藏於心肺，上使五色修明，音聲能彰；五味入口，藏於腸胃，味有所藏，以養五氣，氣和而生，津液相成，神乃自生。

此謂之氣者，上焦開發，宣五穀味，薰膚、充身、澤毛，若霧露之溉。氣或乖錯，人何以生？病從脾胃生者四也。

豈特四者，至於經論天地之邪氣，感則害人五臟六腑，及形氣俱虛，乃受外邪。不因虛邪，賊邪不能獨傷人。諸病從脾胃而生明矣。

聖人旨意，重見疊出，詳盡如此，且垂戒云：法於陰陽，和於術數，食飲有節，起居有常，不妄作勞，故能形與神俱，而盡終其天年，度百歲乃去。由是言之，飲食起居之際，可不慎哉！

五行相生，木火土金水，循環無端，唯脾無正行，於四季之末各旺一十八日，以生四臟。四季者，辰、戌、丑、未是也。

人身形以應九野，左足主立春，丑位是也；左手主立夏，辰位是也；右手主立秋，未位是也；右足主立冬，戌位是也。戌濕其本氣平，其兼氣溫、涼、寒、熱，在人以胃應之；己土其本味鹹，其兼味辛、甘、酸、苦，在人以脾應之。

脾胃兼化，其病治之各從其宜，不可定體，

肝肺之病，在水火之間，順逆傳變不同，溫涼不定，當求責耳。

脾胃勝衰論

胃中元氣盛，則能食而不傷，過時而不饑。脾胃俱旺，則能食而肥。脾胃俱虛，則不能食而瘦。或少食而肥，雖肥而四肢不舉，蓋脾實而邪氣盛也。又有善食而瘦者，胃伏火邪於氣分則能食。脾虛則肌肉削，即食㑊也。叔和云：多食亦肌虛，此之謂也。

夫飲食不節則胃病，胃病則氣短、精神少而生大熱，有時而顯火上行，獨燎其面。

《黃帝針經》云：面熱者足陽明病。胃既病，則脾無所稟受。脾為至陰，不主時也，故亦從而病焉。

形體勞役則脾病，病脾則怠惰嗜臥，四肢不收，大便泄瀉。脾既病，則其胃不能獨行津液，故亦從而病焉。

大抵脾胃虛弱，陽氣不能生長，是春夏之令不行，五臟之氣不生。脾病則下流乘腎，土剋水則骨乏無力，是為骨痿。令人骨髓空虛，足不能履地，是陰氣重疊，此陰盛陽虛之證。

大法云：汗之則癒，下之則死。若用辛甘之藥滋胃，當升當浮，使生長之氣旺，言其汗者非正發汗也，為助陽也。

夫胃病其脈緩，脾病其脈遲，且其人當臍有動氣，按之牢若痛。若火乘土位，其脈洪緩，更有身熱、心中不便之證。此陽氣衰弱不能生發，不當於五臟中用藥法治之，當從《臟氣法時論》中升降浮沉補瀉法用藥耳。

如脈緩、病怠惰嗜臥、四肢不收，或大便泄瀉，此濕勝，從平胃散。若脈弦、氣弱自汗、四肢發熱，或大便泄瀉，或皮毛枯槁、髮脫落，從黃耆建中湯。

脈虛而血弱，於四物湯中摘一味或二味，以本顯證中加之。或真氣虛弱，及氣短脈弱，從四君子湯。或渴，或小便閉澀，赤黃多少，從五苓散去桂，摘一二味加正藥中。

以上五藥，當於本證中隨所兼見證加減。假令表虛自汗，春夏加黃耆，秋冬加桂。

如腹中急縮，或脈弦，加防風；急甚加甘草；腹中窄狹，或氣短者亦加之；腹滿，氣不轉者勿加；雖氣不轉，而脾胃中氣不和者勿去，但加厚朴以破滯氣，然亦不可多用，於甘草五分中加一分可也。腹中夯悶，此非腹脹，乃散而不收，可加芍藥收之。

如肺氣短促，或不足者，加人參、白芍藥。中焦用白芍藥，則脾中升陽，使肝膽之邪不敢犯也。腹中窄狹及縮急者去之，諸酸澀藥亦不可用。

腹中痛者加甘草、白芍藥，稼穡作甘，甘者己也。曲直作酸，酸者甲也。甲己化土，此仲景妙法也。腹痛兼發熱加黃芩，惡寒或腹中覺寒加桂。

怠惰嗜臥有濕，胃虛不能食，或沉困，或泄瀉，加蒼朮。自汗加白朮。

小便不利加茯苓，渴亦加之。

氣弱者加白茯苓、人參。氣盛者，加赤茯苓、縮砂仁。氣復不能轉運有熱者，微加黃連，心煩亂亦加之。

小便少者加豬苓、澤瀉。汗多、津液竭於上，勿加之，是津液還入胃中，欲自行也。不渴而小便閉塞不通，加炒黃柏、知母。

小便澀者加炒滑石，小便淋澀者加澤瀉。且五苓散治渴而小便不利，無惡寒者不得用桂。

不渴而小便自利，妄見妄聞，乃瘀血證，用炒黃柏、知母，以除腎中燥熱。

竅不利而淋，加澤瀉、炒滑石。只治竅不利者，六一散中加木通亦可。心臟熱者，用錢氏方中導赤散。

中滿或但腹脹者，加厚朴，氣不順加橘皮，氣滯加青皮一、橘皮三。

氣短、小便利者，四君子湯中去茯苓，加黃耆以補之。如腹中氣不轉者，更加甘草一半。腹中刺痛，或周身刺痛者，或裡急者，腹中不寬快是也。或虛坐而大便不得者，皆血虛也。血虛則裡急，或血氣虛弱而目睛痛者，皆加當歸身。

頭痛者加川芎，苦頭痛加細辛，此少陰頭痛也。髮脫落及臍下痛，加熟地黃。

予平昔調理脾胃虛弱，於此五藥中加減，如五臟證中互顯一二證，各對證加藥無不驗，然終不能使人完復，後或有因而再至者，亦由督、任、衝三脈為邪，皆胃氣虛弱之所致也。法雖依證加減，執方療病，不依《素問》法度耳。

是以檢討《素問》《難經》及《黃帝針經》中說，脾胃不足之源，乃陽氣不足，陰氣有餘，當從六氣不足、升降浮沉法，隨證用藥治之。蓋脾胃不足，不同餘臟，無定體故也。其治肝、心、肺、腎有餘不足，或補或瀉，唯益脾胃之藥為切。

經云：至而不至，是為不及，所勝妄行，所生受病，所不勝乘之也。

至而不至者，謂從後來者為虛邪，心與小腸來乘脾胃也。脾胃脈中見浮大而弦，其病或煩躁悶亂，或四肢發熱，或口苦、舌乾、咽乾。

蓋心主火，小腸主熱，火熱來乘土位，乃濕熱相合，故煩躁悶亂也。四肢者，脾胃也。火乘之，故四肢發熱也。飲食不節，勞役所傷，以致脾胃虛弱，乃血所生病。

主口中津液不行，故口乾、咽乾也。病人自以為渴，醫者治以五苓散，謂止渴燥，而反加渴燥，乃重竭津液以至危亡。

經云：虛則補其母。當於心與小腸中，以補脾胃之根蒂也。甘溫之藥為之主，以苦寒之藥為之使，以酸味為之臣佐，以其心苦緩，急食酸以收之。心火旺則肺金受邪，金虛則以酸補之，次以甘溫及甘寒之劑，於脾胃中瀉心火之亢盛，是治其本也。

所勝妄行者，言心火旺，能令母實。母者，

肝木也。肝木旺則挾火熱無所畏懼而妄行也。故脾胃先受之，或身體沉重，走疰疼痛。蓋濕熱相搏，而風熱鬱而不得伸，附著於有形也。

或多怒者，風熱下陷於地中也。或目病而生內障者，脾裹血，胃主血，心主脈，脈者血之腑也。或云心主血，又云肝主血，肝之竅開於目也。或妄見、妄聞、起妄心、夜夢亡人，四肢滿閉轉筋，皆肝木大盛而為邪也。或生痿，或生痹，或生厥，或中風，或生惡瘡，或作腎痿，或為上熱下寒，為邪不一，皆風熱不得升長，而木火遏於有形中也。

所生受病者，言肺受土、火、木之邪，而清肅之氣傷。或胸滿、少氣、短氣者，肺主諸氣，五臟之氣皆不足，而陽道不行也。或咳嗽寒熱者，濕熱乘其內也。

所不勝乘之者，水乘木之妄行，而反來侮土。故腎入心為汗，入肝為泣，入脾為涎，入肺為痰、為嗽、為涕、為嚏、為水出鼻也。一說下元土盛剋水，致督、任、衝三脈盛，火旺煎熬，令水沸騰而乘脾肺，故痰涎唾出於口也。下行為陰汗、為外腎冷、為足不任身、為腳下隱痛，或水附木勢而上，為眼澀、為眵、為冷淚，此皆由肺金之虛而寡於畏也。

夫脾胃不足，皆為血病。是陽氣不足，陰氣有餘，故九竅不通，諸陽氣根於陰血中，陰血受火邪則陰盛，陰盛則上乘陽分，而陽道不行，無生發升騰之氣也。夫陽氣走空竅者也，陰氣附形質者也。如陰氣附於土，陽氣升於天，則各安其分也。

今所立方中，有辛甘溫藥者，非獨用也。復有甘苦大寒之劑，亦非獨用也。以火酒二製為之使，引苦甘寒藥至頂，而復入於腎肝之下，此所謂升降浮沉之道，自偶而奇，奇而至偶者也。陽分奇，陰分偶。瀉陰火，以諸風藥，升發陽氣，以滋肝膽之用，是令陽氣生，上出於陰分，末用辛甘溫藥接其升藥，使大發散於陽分，而令走九竅也。

經云：食入於胃，散精於肝，淫氣於筋；食入於胃，濁氣歸心，淫精於脈；脈氣流經，經氣歸於肺；肺朝百脈，輸精於皮毛；毛脈合精，行氣於腑。且飲食入胃，先行陽道，而陽氣升浮也。浮者陽氣散滿皮毛，升者充塞頭頂，則九竅通利也。

若飲食不節，損其胃氣，不能克化，散於肝，歸於心，溢於肺，食入則昏冒欲睡，得臥則食在一邊，氣暫得舒，是知升發之氣不行者此也。

經云：飲入於胃，游溢精氣，上輸於脾，脾氣散精，上歸於肺。病人飲入胃，遂覺至臍下，便欲小便，由精氣不輸於脾，不歸於肺，則心火上攻，使口燥咽乾，是陰氣大盛，其理甚易知也。況脾胃病則當臍有動氣，按之牢若痛，有是者乃脾胃虛，無是則非也，亦可作明辨矣。

脾胃不足，是火不能生土，而反抗拒，此至而不至，是為不及也。

白朮君　人參臣　甘草佐　芍藥佐　黃連使　黃耆臣　桑白皮佐

諸風藥皆是風能勝濕也，及諸甘溫藥亦可。

心火亢盛，乘於脾胃之位，亦至而不至，是為不及也。

黃連君　黃柏臣　生地黃臣　芍藥佐　石膏佐　知母佐　黃芩佐　甘草佐

肝木妄行，胸脅痛、口苦、舌乾、往來寒熱

而嘔、多怒、四肢滿閉、淋溲、便難、轉筋、腹中急痛，此所不勝乘之也。

羌活佐　防風臣　升麻使　柴胡君　獨活佐　芍藥臣　豬苓　澤瀉佐　肉桂臣　藁本　川芎　細辛　蔓荊子　白芷　石膏　黃柏佐　知母　滑石

肺金受邪，由脾胃虛弱不能生肺，乃所生受病也。故咳嗽氣短、氣上、皮毛不能禦寒、精神少而渴，情慘慘而不樂，皆陽氣不足，陰氣有餘，是體有餘而用不足也。

人參君　白朮佐　白芍藥佐　橘皮臣　青皮以破滯氣　黃耆臣　桂枝佐　桔梗引用　桑白皮佐　甘草諸酸之藥皆可　木香佐　檳榔　五味子佐，此三味除客氣

腎水反來侮土，所勝者妄行也。作涎及清涕，唾多、溺多而惡寒者是也。土火復之及二脈為邪，則足不任身，足下痛不能踐地，骨乏無力，喜睡，兩丸冷，腹陰陰而痛，妄聞、妄見，

腰脊背胛皆痛。

乾薑君　白朮臣　蒼朮佐　附子佐，炮，少許　肉桂去皮，少許　川烏頭臣　茯苓佐　澤瀉使　豬苓佐

夫飲食入胃，陽氣上行，津液與氣入於心，貫於肺，充實皮毛，散於百脈。脾稟氣於胃，而灌溉四旁，榮養氣血者也。今飲食損胃，勞倦傷脾，脾胃虛則火邪乘之而生大熱，當先於心分補脾之源。蓋土生於火，兼於脾胃中瀉火之亢甚，是先治其標，後治其本也。

且濕熱相合，陽氣日以虛，陽氣虛則不能上升，而脾胃之氣下流，並於腎肝，是有秋冬而無春夏。春主升，夏主浮，在人則肝心應之，弱則陰氣盛，故陽氣不得經營。

經云：陽本根於陰。唯瀉陰中之火，味薄風藥升發，以伸陽氣，則陰氣不病，陽氣生矣。

《傳》云：履端於始，序則不愆。正謂此也。

《四氣調神大論》云：天明則日月不明，邪害空竅，陽氣者閉塞，地氣者冒明，雲霧不精，則上應白露不下。在人則緣胃虛，以火乘之，脾

為勞倦所傷，勞則氣耗，而心火熾動，血脈沸騰，則血病而陽氣不治，陰火乃獨炎上而走於空竅，以至燎於周身，反用熱藥以燥脾胃，則謬之謬也。

胃乃脾之剛，脾乃胃之柔，表裡之謂也。飲食不節，則胃先病，脾無所稟而後病。勞倦則脾先病，不能為胃行氣而後病。其所生病之先後雖異，所受邪則一也。

胃為十二經之海，十二經皆稟血氣，滋養於身。脾受胃之稟，行其氣血也。脾胃既虛，十二經之邪不一而出。

假令不能食而肌肉削，乃本病也。其右關脈緩而弱，本脈也。而本部本證脈中兼見弦脈，或見四肢滿閉，淋溲、便難、轉筋一二證，此肝之脾胃病也，當於本經藥中加風藥以瀉之。

本部本證脈中兼見洪大，或見肌熱、煩熱、面赤，而不能食、肌肉消一二證，此心之脾胃病也。當於本經藥中加瀉心火之藥。

本部本證脈中兼見浮澀，或見氣短、氣上喘咳、痰盛、皮澀一二證，此肺之脾胃病也，當於本經藥中兼瀉肺之體及補氣之藥。

本部本證脈中兼見沉細，或見善恐見之證，

此腎之脾胃病也，當於本經藥中加瀉腎水之浮及瀉陰火伏熾之藥。

經云：病有逆從，治有反正，除四反治法，不須論之。其下云：唯有陽明、厥陰不從標本，從乎中。

其注者以陽明在上，中見太陰；厥陰在上，中見少陽為說。予獨謂不然，此中非中外之中也，亦非上中之中也，乃不定之辭。

蓋欲人臨病，消息酌中用藥耳，以手足陽明、厥陰者，中氣也。在卯酉之分，天地之門戶也。春分、秋分以分陰陽也，中有水火之異者也。況乎厥陰為十二經之領袖，主生化之源，足陽明為十二經之海，主經營之氣，諸經皆稟之。言陽明、厥陰與何經相並而為病，酌中以用藥，如權之在衡，在兩則有在兩之中，在斤則有在斤之中也。

所以言此者，發明脾胃之病，不可一例而推之，不可一途而取之，欲人知百病皆由脾胃衰而生也。毫釐之失，則災害立生。假如時在長夏，於長夏之令中立方，謂正當主氣衰而客氣旺之時也。後之處方者，當從此法加時令藥，名曰補脾胃瀉陰火升陽湯。

補脾胃瀉陰火升陽湯

柴胡一兩五錢　甘草炙　黃耆臣　蒼朮泔浸，去黑皮，切作片子，日曝乾，銼碎炒　羌活以上各一兩　升麻八錢　人參臣　黃芩以上各七錢　黃連去鬚，酒製，五錢，炒，為臣，為佐　石膏少許，長夏微用，過時去之，從權

上件㕮咀〔註〕，每服三錢，水二盞，煎至一盞去渣，大溫服，早飯後、午飯前間日服。服藥之時，宜減食，宜美食。服藥訖，忌語話一二時辰許，及酒、濕麵大料物之類，恐大濕熱之物復助火邪而愈損元氣也。亦忌冷水及寒涼、淡滲之物及諸果，恐陽氣不能生旺也。宜溫食及薄滋味以助陽氣。

大抵此法此藥，欲令陽氣升浮耳。若滲泄淡味皆為滋陰之味，為大禁也。雖然亦有從權而用

〔註〕《廣韻》：㕮（ㄨˇ），咀嚼也。《方書》：藥之粗齊為㕮咀。《本草綱目註》：李杲曰：㕮咀，古制也。古無刀，以口咬細，令如麻豆煎刀。蘇恭曰：㕮咀，商量斟酌之也。《集韻》：或作哺。

㕮咀：中藥學術語。指一種藥物炮製法。最早是指用牙直接將藥物咬碎成粗粒入方劑。

之者，如見腎火旺及督、任、衝三脈盛，則用黃柏、知母，酒洗訖，火炒製加之，若分兩則臨病斟酌，不可久服，恐助陰氣而為害也。小便赤或澀當利之，大便澀當行之，此亦從權也，得利則勿再服。此雖立食禁法，若可食之物一切禁之，則胃氣失所養也，亦當從權而食之，以滋胃也。

肺之脾胃虛論

脾胃之虛，怠惰嗜臥，四肢不收。時值秋燥令行，濕熱少退，體重節痛，口苦舌乾，食無味，大便不調，小便頻數，不嗜食，食不消，兼見肺病，灑淅惡寒，慘慘不樂，面色惡而不和，乃陽氣不升故也。當升陽益胃，名之曰升陽益胃湯。

升陽益胃湯

黃耆二兩　半夏湯洗，此一味脈澀者宜用　人參去蘆　甘草炙，以上各一兩　白芍藥　防風以其秋旺，故以辛溫瀉之　羌活　獨活以上各五錢　橘皮不去瓤，四錢　茯苓小便利、不渴者勿用　澤瀉不淋勿用　柴胡　白朮以上各三錢　黃連二錢何故秋旺用人參、白朮、芍藥之類反補肺？為脾胃虛，則肺最受病，故因時而補，易為力。

上㕮咀，每服三錢，生薑五片，棗二枚去核，水三盞同煎至一盞，去渣，溫服。早飯午飯之間服之。禁忌如前，其藥漸加至五錢止。服藥後如小便罷而病加增劇，是不宜利小便，當少去茯苓、澤瀉。

若喜食，初一二日不可飽食，恐胃再傷，以藥力尚少，胃氣不得轉運升發也。須薄滋味之食，或美食助其藥力，益升浮之氣而滋其胃氣也。慎不可淡食，以損藥力，而助邪氣之降沉也。

可以小役形體，使胃與藥得轉運升發，慎勿大勞役使復傷。若脾胃得安靜尤佳。若胃氣少覺強壯，少食果以助穀藥之力。經云：五穀為養，五果為助者也。

君臣佐使法

《至真要大論》云：有毒無毒，所治為主。主病者為君，佐君者為臣，應臣者為使。一法，力大者為君。

凡藥之所用，皆以氣味為主，補瀉在味，隨時換氣。

氣薄者為陽中之陰，氣厚者為陽中之陽；味薄者，為陰中之陽，味濃者，為陰中之陰。

辛、甘、淡中熱者為陽中之陽，辛、甘、淡中寒者為陽中之陰，酸、苦、鹹之寒者為陰中之陰，酸、苦、鹹之熱者，為陰中之陽。

夫辛、甘、淡、酸、苦、鹹，乃味之陰陽，又為地之陰陽也。溫、涼、寒、熱，乃氣之陰陽，又為天之陰陽也。氣味生成，而陰陽造化之機存焉。一物之內，氣味兼有，一藥之中，理性具焉。主對治療，由是而出。

假令治表實，麻黃、葛根；表虛，桂枝、黃耆；裡實，枳實、大黃；裡虛，人參、芍藥；熱者，黃芩、黃連；寒者，乾薑、附子之類為君。

君藥分兩最多，臣藥次之，使藥又次之，不可令臣過於君，君臣有序，相與宣攝，則可以禦邪除病矣。

如《傷寒論》云：陽脈澀，陰脈弦，法當腹中急痛。以芍藥之酸，於土中瀉木為君，飴糖、炙甘草甘溫補脾養胃為臣。水挾木勢亦來侮土，故脈弦而腹痛，肉桂大辛熱，佐芍藥以退寒水，薑、棗甘辛溫發散陽氣，行於經脈皮毛為使，建中之名，於此見焉。有緩、急、收、散、升、降、浮、沉、澀、滑之類非一，從權立法於後。

如皮毛、肌肉之不伸，無大熱，不能食而渴者，加葛根五錢；燥熱及胃氣上衝，為衝脈所逆，或作逆氣而裡急者，加炒黃柏、知母；覺胸中熱而不渴，加炒黃芩；如胸中結滯氣澀，或有熱病者，亦各加之。如食少而小便少者，津液不足也，勿利之，益氣補胃自行矣。

如氣弱氣短者，加人參。只升陽之劑助陽，尤勝加人參。惡熱、發熱而燥渴，脈洪大，白虎湯主之；或喘者，加人參；如渴不止，寒水石、石膏各等份，少少與之，即錢氏方中甘露散，主身大熱而小便數，或上飲下溲，此燥熱也；氣燥加白葵花，血燥加赤葵花。

如脈弦，只加風藥，不可用五苓散；如小便行、病增者，此內燥津液不能停，當致津液，加炒黃柏、赤葵花。

如心下痞悶者，加黃連一、黃芩三，減諸甘藥。不能食，心下軟而痞者，甘草瀉心湯則癒。痞有九種，治有仲景五方瀉心湯。

如喘滿者，加炙厚朴。

如胃虛弱而痞者，加甘草。

如喘而小便不利者，加苦葶藶。小便不利者加之，小便利為禁藥也。

如氣短、氣弱而腹微滿者，不去人參，去甘草、加厚朴，然不若苦味泄之，而不令大便行。

如腹微滿而氣不轉，加之中滿者，去甘草，倍黃連，加黃柏，更加三味、五苓散少許，此病雖宜升宜汗，如汗多亡陽，加黃耆，四肢煩熱肌熱，與羌活、柴胡、升麻、葛根、甘草則瘉。

如鼻流清涕、惡風，或項、背、脊、膂強痛，羌活、防風、甘草等份，黃耆加倍，臨臥服之。

如有大熱、脈洪大，加苦寒劑而熱不退者加石膏。如脾胃中熱，加炒黃連、甘草。凡治此病脈數者，當用黃柏，或少加黃連，以柴胡、蒼朮、黃耆、甘草，更加升麻，得汗出則脈必下，乃火鬱則發之也。

如證退而脈數不退，不洪大而疾有力者，多減苦藥加石膏。如大便軟或泄者，加桔梗，食後服之。此藥若誤用，則其害非細，用者當斟酌，旋旋加之。

如食少者，不可用石膏，石膏善能去脈數

疾，病退脈數不退者，不可治也；如不大渴，亦不可用。如脈弦而數者，此陰氣也。風藥升陽以發火鬱，則脈數峻退矣。以上五味加減未盡，特以明大概耳。

分經隨病製方

《脈經》云：風寒汗出，肩背痛，中風，小便數而欠者，風熱乘其肺，使肺氣鬱甚也，當瀉風熱，以通氣防風湯主之。

通氣防風湯

柴胡　升麻　黃耆以上各一錢　羌活　防風　橘皮　人參　甘草以上各五分　藁本三分　青皮　白豆蔻仁　黃柏以上各二分

上㕮咀。都作一服，水二大盞，煎至一盞，去渣，溫服。食後，氣盛者宜服；面白脫色，氣短者勿服。

如小便遺失者，肺氣虛也，宜安臥養氣，禁勞役，以黃耆、人參之類補之。不癒，當責有熱，加黃柏、生地黃。

如肩背痛不可回顧，此手太陽氣鬱而不行，以風藥散之。

如脊痛項強、腰似折、項似拔、上衝頭痛者，乃足太陽經之不行也，以羌活勝濕湯主之。

羌活勝濕湯

羌活　獨活以上各一錢　甘草炙　藁本　防風以上各五分　蔓荊子三分　川芎二分

上件㕮咀。都作一服，水二盞，煎至一盞，去渣，溫服，食後。如身重，腰沉沉然，乃經中有濕熱也，更加黃柏一錢、附子半錢、蒼朮二錢。

如腿腳沉重無力者，加酒洗漢防已半錢，輕則附子，重則川烏頭少許，以為引用而行血也。

如臥而多驚，小便淋溲者，邪在少陽、厥陰，亦用太陽經藥，更加柴胡半錢，如淋加澤瀉半錢，此下焦風寒二經合病也。經云：腎肝之病同一治，為俱在下焦，非風藥行經不可也。

如大便後有白膿，或只便白膿者，因勞役氣虛，傷大腸也，以黃耆人參湯補之；如裡急頻見者，血虛也，更加當歸。

如肺脹膨膨而喘咳，胸高氣滿、壅盛而上奔者，多加五味子，人參次之，麥門冬又次之，黃連少許。

如甚則交兩手而瞀者，真氣大虛也。若氣短加黃耆、五味子、人參；氣盛加五味子、人參、黃芩、荊芥穗，冬月去荊芥穗，加草豆蔻仁。

如嗌痛頷腫，脈洪大面赤者，加黃芩、桔梗、甘草各五分。

如耳鳴，目黃，頰頷腫，頸、肩、臑、肘、臂外後廉痛，面赤，脈洪大者，以羌活、防風、甘草、藁本通其經血，加黃芩、黃連消其腫，以人參、黃耆益其元氣而瀉其火邪。

如脈緊者寒也，或面白善嚏，或面色惡，皆寒也，亦加羌活等四味，當瀉足太陽，不用連、芩，少加附子以通其脈，面色惡，多悲恐者，更加桂、附。

如便白膿少有滑，頻見污衣者，氣脫，加附子皮，甚則加米殼。如氣澀者，只以甘藥補氣，安臥不語，以養其氣。

用藥宜禁論

凡治病服藥，必知時禁、經禁、病禁、藥禁。

夫時禁者，必本四時升降之理，汗、下、吐、利之宜。

大法：春宜吐，象萬物之發生，耕、耨、科、斫，使陽氣之鬱者易達也。

夏宜汗，象萬物之浮而有餘也。

秋宜下，象萬物之收成，推陳致新，而使陽氣易收也。

冬周密，象萬物之閉藏，使陽氣不動也。

夫四時陰陽者，與萬物浮沉於生長之門，逆其根，伐其本，壞其真矣。

又云：用溫遠溫，用熱遠熱，用涼遠涼，用寒遠寒，無翼其勝也。故冬不用白虎，夏不用青龍，春夏不服桂枝，秋冬不服麻黃，不失氣宜。如春夏而下，秋冬而汗，是失天信，伐天和也。有病則從權，過則更之。

經禁者，足太陽膀胱經為諸陽之首，行於背，表之表，風寒所傷則宜汗，傳於本則宜利小便，若下之太早，必變證百出，此一禁也。

足陽明胃經行身之前，主腹滿脹，大便難，宜下之。蓋陽明化燥火，津液不能停，禁發汗、利小便，為重損津液，此二禁也。

足少陽膽經行身之側，在太陽、陽明之間，病則往來寒熱、口苦、胸脅痛，只宜和解。且膽者無出無入，又主生發之氣，下則犯太陽，汗則犯陽明，利小便則使生發之氣反陷入陰中，此三禁也。

三陰非胃實不當下，為三陰無傳本，須胃實得下也。分經用藥，有所據焉。

病禁者，如陽氣不足、陰氣不餘之病，則凡飲食及藥忌助陰瀉陽，諸淡食及淡味之藥，瀉升發以助收斂也。諸苦藥皆沉，瀉陽氣之散浮，諸薑、附、官桂辛熱之藥，及濕麵、酒、大料物之類，助火而瀉元氣，生冷、硬物損陽氣，皆所當禁也。如陰火欲衰而退，以三焦元氣未盛，必口淡，如鹹物亦所當禁。

藥禁者，如胃氣不行，內亡津液而乾涸，求湯飲以自救，非渴也，乃口乾也；非溫勝也，乃血病也；當以辛酸益之，而淡滲五苓之類，則所當禁也。

汗多禁利小便，小便多禁發汗，咽痛禁發汗、利小便。若大便快利，不得更利；大便秘澀，以當歸、桃仁、麻子仁、鬱李仁、皂角仁和血潤腸，如燥藥則所當禁者。

吐多不得復吐，如吐而大便虛軟者，此上氣壅滯，以薑、橘之屬宣之。吐而大便不通則利大便，上藥則所當禁也。

諸病惡瘡，及小兒癍後，大便實者，亦當下之，而薑、橘之類則所當禁也。

又如脈弦而服平胃散，脈緩而服黃耆建中湯，乃實實虛虛，皆所當禁也。

人稟天之濕化而生胃也，胃之與濕，其名雖二，其實一也。濕能滋養於胃，胃濕有餘，亦當瀉濕之太過也。胃之不足，唯濕物能滋養。

仲景云：胃勝思湯餅，而胃虛食湯餅者，往往增劇，濕能助火，火旺鬱而不通，主大熱，初病火旺，不可食以助火也。察其時，辨其經，審其病而後用藥，四者不失其宜，則善矣。

仲景引《內經》所說脾胃

著論處方已詳矣，然恐或者不知其源，而無

所考據，復以《黃帝內經》、仲景所說脾胃者列於下。

《太陰陽明論》云：太陰、陽明為表裡，脾胃脈也。生病而異者何也？

岐伯曰：陰陽異位，更虛更實，更逆更從，或從內，或從外，所從不同，故病異名也。

帝曰：願聞其異狀也。

岐伯曰：陽者天氣也，主外；陰者地氣也，主內。故陽道實，陰道虛。故犯賊風虛邪者陽受之，食飲不節、起居不時者陰受之。陽受之則入六腑，陰受之則入五臟。入六腑則身熱不得臥，上為喘呼；入五臟則䐜滿閉塞，下為飧泄，久為腸澼。故喉主天氣，咽主地氣。故陽受風氣，陰受濕氣。陰氣從足上行至頭，而下行循臂至指端；陽氣從手上行至頭，而下行至足。故曰：陽病者，上行極而下；陰病者，下行極而上。故傷於風者，上先受之；傷於濕者，下先受之。

帝曰：脾病而四肢不用何也？

岐伯曰：四肢皆稟氣於胃，而不得至經，必因於脾乃得稟也。今脾病不能為胃行其津液，四肢不得稟水穀氣，日以衰，脈道不利，筋骨肌肉皆無氣以生，故不用焉。

帝曰：脾不主時何也？

岐伯曰：脾者土也，治中央，常以四時長四臟，各十八日寄治，不得獨主於時也。脾臟者常著胃土之精也，土者生萬物而法天地，故上下至頭足，不得主時也。

《陰陽應象論》曰：人有五臟化五氣，以生喜、怒、悲、憂、恐。故喜怒傷氣，寒暑傷形，暴怒傷陰，暴喜傷陽。厥氣上行，滿脈去形。喜怒不節，寒暑過度，生乃不固。

《玉機真臟論》曰：脾大過，則令人四肢不舉；其不及，則令人九竅不通，名曰重強。

又《通評虛實論》曰：頭痛耳鳴，九竅不利，腸胃之所生也。

《調經論》曰：形有餘則腹脹，涇溲不利；不足，則四肢不用。

又《氣交變論》曰：歲土太過，雨濕流行，腎水受邪，民病腹痛，清厥意不樂，體重煩冤，甚則肌肉萎，足痿不收，行善瘈，腳下痛，飲發，中滿食減，四肢不舉。

又云：歲土不及，風乃大行，霍亂、體重、腹痛、筋骨繇復，肌肉瞤酸，善怒。

又云：鹹病寒中，復則收政嚴峻，胸脅暴

痛，下引少腹，善太息，蟲食甘黃，氣客於脾，民食少失味。

又云：土不及，四維有埃雲潤澤之化，則春有鳴條鼓拆之政，四維發振拉飄騰之變，則秋有肅殺霖淫之復，其眚四維，其臟脾，其病內舍心腹，外在肌肉四肢。

《五常政大論》：土平曰備化，不及曰卑監。

又云：其動瘍湧分潰癰腫，其發濡滯，其病留滿痞塞，從木化也。其病飧泄。

又云：土太過曰敦阜，其味甘、鹹、酸，其象長夏，其經足太陰、陽明。又曰：其病腹滿，四肢不舉，邪傷脾也。

《經脈別論》云：太陰藏搏者，用心省真，五脈氣少，胃氣不平，三陰也，宜治其下俞，補陽瀉陰。

《臟氣法時論》云：脾主長夏，足太陰陽明主治，其日戊己，脾苦濕，急食苦以燥之。

又云：病在脾，癒在秋，秋不癒，甚於春，春不死，持於夏，起於長夏，禁溫食、飽食，濕地濡衣。脾病者，癒在庚辛，庚辛不癒，加於甲乙，甲乙不死，持於丙丁，起於戊己。脾病者，日昳慧，日出甚，下晡靜。脾欲緩，急食甘以緩之，用苦瀉之，甘補之。

又云：脾病者，身重、善饑、足痿、足不收、行善瘈、腳下痛，虛則腹滿腸鳴、飧泄、食不化，取其經太陰、陽明、少陰血者。

《經脈別論》：食氣入胃，散精於肝，淫氣於筋；食氣入胃，濁氣歸心，淫精於脈；脈氣流經，經氣歸於肺；肺朝百脈，輸精於皮毛；毛脈合精，行氣於腑，腑精神明，留於四臟，氣歸於權衡，權衡以平，氣口成寸，以決死生。飲入於胃，游溢精氣，上輸於脾；脾氣散精，上歸於肺，通調水道，下輸膀胱；水精四布，五經並行，合於四時、五臟、陰陽，揆度以為常也。

《五常政大論》：有太過、不及。太過者，薄所不勝，乘所勝也；不及也，至而不至，是為不及，所勝妄行，所生受病，所不勝者乘之也。

仲景云：人受氣於水穀以養神，水穀盡而神去。故云：安穀則昌，絕穀則亡。水去則榮散，穀消則衛亡，榮散衛亡，神無所依。

又云：水入於經，其血乃成，穀入於胃，脈道乃行。故血不可不養，衛不可不溫，血溫衛和，得盡天年。

卷中

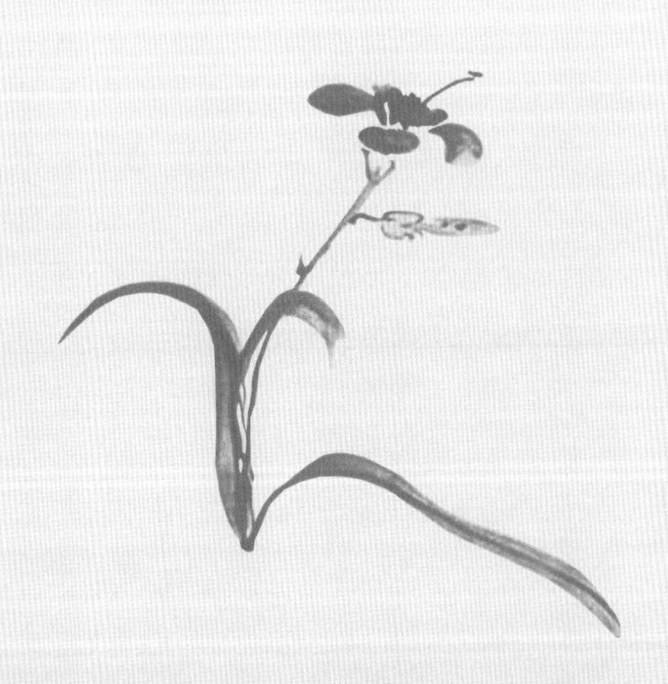

氣運衰旺圖說

天地互為體用四說，察病神機。

濕、胃，化；熱、小腸，長；風、膽，生。

皆陷下不足，先補，則：

黃耆　人參　甘草　當歸身　柴胡　升麻

乃辛甘發散，以助春夏生長之用也。

土、脾，形；火、心，神；木、肝，血。

皆大盛，上乘生長之氣，後瀉，則：

甘草梢子之甘寒，瀉火形於肺，逆於胸中，傷氣者也。

黃芩之苦寒，以瀉胸中之熱，喘氣上奔者也。

紅花以破惡血，已用黃芩大補腎水，益肺之氣，瀉血中火燥者也。

寒、膀胱，藏氣；燥、大腸，收氣。

皆大旺，後瀉，則：

黃耆之甘溫，止自汗，實表虛，使不受寒邪。

當歸之辛溫，能潤燥，更加桃仁以通幽門閉塞，利其陰路，除大便之難燥者也。

水、腎，精；金、肺，氣。

皆虛衰不足，先補，則：

黃柏之苦寒，降濕熱為痿，乘於腎，救足膝無力，亦除陰汗、陰痿而益精。

甘草梢子、黃芩補肺氣，泄陰火之下行，肺苦氣上逆，急食苦以泄之也。

此初受熱中，常治之法也，非權也。權者，臨病制宜之謂也。

常道，病則反常矣。

春、夏，乃天之用也，是地之體也。

秋、冬，乃天之體也，乃地之用也。

此天地之常道，既病，反常也。

春，夏天之用，人亦應之。

食罷，四肢矯健，精、氣、神皆出，九竅通利是也。口、鼻氣息自不聞其音，語聲清響如鐘。

春、夏地之體，人亦應之。

食罷，皮肉筋骨血脈皆滑利，屈伸柔和，而骨剛力盛，用力不乏。

飲食勞倦所傷始為熱中論

古之至人，窮於陰陽之化，究乎生死之際，

所著內、外經悉言人以胃氣為本。蓋人受水穀之氣以生，所謂清氣、營氣、運氣、衛氣、春升之氣，皆胃氣之別稱也。

夫胃為水穀之海，飲食入胃，游溢精氣，上輸於脾；脾氣散精，上歸於肺；通調水道，下輸膀胱；水精四布，五經並行，合於四時、五臟、陰陽，揆度以為常也。

若飲食失節，寒溫不適，則脾胃乃傷；喜、怒、憂、恐，損耗元氣。既脾胃氣衰，元氣不足，而心火獨盛，心火者，陰火也，起於下焦，其系繫於心，心不主令，相火代之；相火，下焦包絡之火，元氣之賊也。火與元氣不兩立，一勝則一負。脾胃氣虛，則下流於腎，陰火得以乘其土位。

故脾證始得，則氣高而喘，身熱而煩，其脈洪大而頭痛，或渴不止，其皮膚不任風寒而生寒熱，蓋陰火上衝則氣高，喘而煩熱，為頭痛，為渴而脈洪。

脾胃之氣下流，使穀氣不得升浮，是春生之令不行，則無陽以護其榮衛，則不任風寒，乃生寒熱，此皆脾胃之氣不足所致也。

然而與外感風寒所得之證頗同而實異。內傷

脾胃，乃傷其氣；外感風寒，乃傷其形。傷其外為有餘，有餘者瀉之；傷其內為不足，不足者補之。內傷不足之病，苟誤認作外感有餘之病而反瀉之，則虛其虛也，實實虛虛，如此死者，醫殺之耳。

然則奈何？唯當以辛甘溫之劑，補其中而升其陽，甘寒以瀉其火則癒矣。

經曰：勞者溫之，損者溫之。

又云：溫能除大熱，大忌苦寒之藥損其脾胃。脾胃之證，始得則熱中，今立治始得之證。

補中益氣湯

黃耆病甚勞役，熱甚者，一錢　甘草以上各五分，炙　人參去蘆，三分，有嗽去之。以上三味，除濕熱，煩熱之聖藥也　當歸身二分，酒焙乾，或日乾，以和血脈　橘皮不去白，二分或三分，以導氣，又能益元氣，得諸甘藥乃可，若獨用瀉脾胃　升麻二分或三分，引胃氣上騰而復其本位，便是行春升之令　柴胡二分或三分，引清氣行少陽之氣上升　白朮三分，降胃中熱，利腰脊間血

上件藥㕮咀，都作一服，水二盞，煎至一

盞，量氣弱、氣盛臨病斟酌水盞大小，去渣，食遠稍熱服。如傷之重者，不過二服而癒。若病日久者，以權立加減法治之。

如腹中痛者，加白芍藥五分、炙甘草三分。

如惡寒冷痛者，加去皮中桂一分或三分，桂心是也。

如惡熱喜寒而腹痛者，於已加白芍藥二味中，更加生黃芩三分或二分。

如夏月腹痛而不惡熱者亦然，治時熱也。

如天涼時，惡熱而痛，於已加白芍藥、甘草、黃芩中，更少加桂。

如天寒時腹痛，去芍藥，味酸而寒故也。加益智三分或二分，或加半夏五分、生薑三片。

如頭痛，加蔓荊子二分或三分。

如痛甚者，加川芎二分。

如頂痛腦痛，加藁本三分或五分。

如苦痛者，加細辛二分，華陰者。

諸頭痛者，並用此四味足矣。

如頭上有熱，則此不能治，別以清空膏主之。

如臍下痛者，加真熟地黃五分，其痛立止。如不已者，乃大寒也，更加肉桂去皮，二分或三分。《內經》所說少腹痛皆寒證，從復法相報中來也。經云：大勝必大復，從熱病中變而作也。非傷寒厥陰之證也。仲景以抵當湯並丸主之，乃血結下焦膀胱也。

如胸中氣壅滯，加青皮二分，如氣促、少氣者去之。

如身有疼痛者，濕；若身重者，亦濕。加去桂五苓散一錢。

如風濕相搏，一身盡痛，加羌活、防風、藁本根以上各五分，升麻、蒼朮以上各一錢，勿用五苓。所以然者，為風藥已能勝濕，故別作一服與之。如病去勿再服，以諸風之藥，損人元氣而益其病故也。

如大便秘澀，加當歸梢一錢，閉澀不行者，煎成正藥，先用一口，調玄明粉五分或一錢，得行則止。此痛不宜下，下之恐變凶證也。

如久病痰嗽者去人參，初病者勿去之。冬月或春寒，或秋涼時，各宜加去根節麻黃五分。

如春令大溫，只加佛耳草三分、款冬花一分。

如夏月病嗽，加五味子三十二枚、麥門冬去心，二分或三分。

如舌上白滑苔者，是胸中有寒，勿用之。

如夏月不嗽，亦加人參三分或二分，並五味子、麥門冬各等份，救肺受火邪也。

如病人能食而心下痞，加黃連一分或三分，如不能食，心下痞，勿加黃連。

如脅下痛，或脅下急縮，俱加柴胡三分甚則五分。

上一方加減，是飲食、勞倦、喜怒不節，始病熱中，則可用之。若末傳為寒中，則不可用也。蓋甘酸適足益其病爾。如黃耆、人參、甘草、芍藥、五味子之類也。今詳《內經》《針經》熱中寒中證，列於下：

《調經論》云：血並於陽，氣並於陰，乃為炅中。血並於上，氣並於下，心煩善怒。又云：其生於陰者，得之飲食居處，陰陽喜怒。又云：有所勞倦，形氣衰少，穀氣不盛，上焦不行，下脘不通，胃氣熱，熱氣薰胸中，故曰內熱。陰盛生內寒，厥氣上逆，寒氣積於胸中而不瀉，不瀉則溫氣去，寒獨留，寒獨留則血凝泣，血凝泣則脈不通，其脈盛大以澀，故曰寒中。

先病熱中證者，衝脈之火附二陰之裡，傳之督脈。督脈者，第二十一椎下長強穴是也，與足太陽膀胱寒氣為附經。督脈其盛也，如巨川之水，疾如奔馬，其勢不可遏。

太陽寒氣細細如線，逆太陽，寒氣上行，衝頂入額，下鼻尖，入手太陽於胸中。手太陽者，丙、熱氣也。足膀胱者，壬、寒氣也。壬能剋丙，寒熱逆於胸中，故脈盛大。

其手太陽小腸熱氣不能交入膀胱經者，故十二經之盛氣積於胸中，故其脈盛大。其膀胱逆行，盛之極，子能令母實。

手陽明大腸經金，即其母也，故燥旺。其燥氣挾子之勢，故脈澀而大便不通。以此言脈盛大以澀者，手陽明大腸脈也。

《黃帝針經》：胃病者，腹脹，胃脘當心而痛，上肢兩脅，膈咽不通，飲食不下，取三里以補之。

若見此病中一證，皆大寒，禁用諸甘、酸藥，上已明之矣。

脾胃虛弱隨時為病隨病製方

夫脾胃虛弱，必上焦之氣不足，遇夏天氣熱盛，損傷元氣，怠惰嗜臥，四肢不收，精神不足，兩腳痿軟，遇早晚寒厥，日高之後，陽氣將旺，復熱如火。

乃陰陽氣血俱不足，故或熱厥而陰虛，或寒厥而氣虛，口不知味，目中溜火，而視物𥆧𥆧無所見，小便頻數，大便難而結秘，胃脘當心而痛，兩脅痛或急縮，臍下周圍如繩束之急，甚則如刀刺，腹難舒伸，胸中閉塞，時顯嘔噦，或有痰嗽，口沃白沫，舌強，腰、背、胛、眼皆痛，頭痛時作，食不下，或食入即飽，全不思食，自汗尤甚。

若陰氣覆在皮毛之上，皆天氣之熱助本病也，乃庚大腸、辛肺金為熱所乘而作。當先助元氣，理治庚辛之不足，黃耆人參湯主之。

黃耆人參湯

黃耆一錢，如自汗過多，更加一錢　升麻六分　人參去蘆　橘皮不去白　麥門冬去心　蒼朮無汗更加五分　白朮以上各五分　黃柏酒洗，以救水之源麩　炒麴以上各三分　當歸身酒洗　炙甘草以上各二分　五味子九個

上件同㕮咀，都作一服，水二盞，煎至一

盞，去渣，稍熱服，食遠、或空心服之。忌酒、濕麵、大料物之類及過食冷物。

如心下痞悶，加黃連二分或三分。

如胃脘當心痛，減大寒藥，加草豆蔻仁五分。

如脅下痛或縮急，加柴胡二分或三分。

如頭痛，目中溜火，加黃連二分或三分，川芎三分。

如頭痛、目不清利，上壅上熱，加蔓荊子、川芎以上各三分，藁本、生地黃以上各二分，細辛一分。

如氣短，精神如夢寐之間，困乏無力，加五味子九個。

如大便澀滯，隔一二日不見一者，致食少、食不下，血少，血中伏火而不得潤也。加當歸身、生地黃、麻子仁泥以上各五分，桃仁三枚，湯泡去皮尖，另研。

如大便通行，所加之藥勿再服。

如大便又不快利，勿用別藥，少加大黃煨，五分。

如不利者，非血結、血秘而不通也。是熱則生風，其病人必顯風證，單血藥不可復加之，止常服黃耆人參湯，藥只用羌活、防風以上各五錢，二味㕮咀，以水四盞，煎至一盞，去渣，空心服之，其大便必大走也，一服便止。

如胸中氣滯加青皮皮用清香可愛者，一分或二分，並去白橘皮倍之，去其邪氣。此病本元氣不足，唯當補元氣，不當瀉之。

如氣滯大甚，或補藥太過，病人心下有憂滯鬱結之事，更加木香、縮砂仁以上各二分或三分，白豆蔻仁二分，與正藥同煎。

如腹痛不惡寒者，加白芍藥五分，黃芩二分，卻減五味子。

夫脾胃虛弱，遇六七月間河漲霖雨，諸物皆潤，人汗沾衣，身重短氣，甚則四肢痿軟，行步不正，腳軟、眼黑欲倒，此腎水與膀胱俱竭之狀也，當急救之。

滋肺氣，以補水之上源；又使庚大腸不受邪熱，不令汗大泄也。汗泄甚則亡津液，亡津液則七神無所依。

經云：津液相成，神乃自生。津者，庚大腸所主，三伏之義，為庚金受囚也。若亡津液，汗大泄，濕令亢甚，則清肅之氣甚，燥金受囚，風木無可以制。故風濕相搏，骨節煩疼，一身盡痛，亢則害，承乃制是也。

孫思邈云：五月常服五味子，是瀉內火，補庚大腸，益五臟之元氣。壬膀胱之寒已絕於巳，癸腎水已絕於午，今更逢濕旺助熱為邪，西方、北方之寒清絕矣。聖人立法，夏月宜補者，補天元之真氣，非補熱火也，令人夏食寒是也。為熱傷元氣，以人參、麥門冬、五味子生脈。脈者，元氣也；人參之甘，補元氣、瀉熱火也；麥門冬之苦寒，補水之源而清肅燥金也；五味子之酸以瀉火，補庚大腸與肺金也。

當此之時，無病之人，亦或有二證。

或避暑熱納涼於深堂大廈得之者，名曰中暑。其病必頭痛惡寒，身形拘急，肢節疼痛而煩心，肌膚大熱無汗，為房屋之陰寒所遏，使周身陽氣不得伸越，世多以大順散主之是也。

若行人或農夫於日中勞役得之者，名曰中熱。其病必苦頭痛、發燥熱、惡熱、捫之肌膚大熱，必大渴引飲，汗大泄，無氣以動，乃為天熱外傷肺氣，蒼朮白虎湯主之。

潔古云：動而得之為中熱，靜而得之為中暑。中暑者陰證，當發散也；中熱者陽證，為熱傷元氣，非形體受病也。

若虛損脾胃，有宿疾之人，遇此天暑，將理失所，違時伐化，必困乏無力，懶語氣短，氣弱氣促，似喘非喘，骨乏無力，其形如夢寐朦朦如煙霧中，不知身所有也，必大汗泄。

若風犯汗眼，皮膚必搐，項筋、皮枯、毛焦，身體皆重，肢節時有煩疼，或一身盡痛，或渴，或不渴，或小便黃澀，此風濕相搏也。

頭痛或頭重，上熱壅盛，口鼻氣短、氣促，身心煩亂，有不樂生之意，情思慘淒，此陰勝陽之極也。

病甚則傳腎肝為痿厥。厥者，四肢如在火中為熱厥，四肢寒冷者為寒厥。寒厥則腹中有寒，熱厥則腹中有熱，為脾主四肢故也。

若肌肉濡漬，痹而不仁，傳為肉痿證，證中皆有肺疾，用藥之人當以此調之。

氣上衝胸，皆厥證也。痿者，四肢痿軟而無力也，其心煩冤不止。厥者，氣逆也，甚則大逆，故曰厥逆。其厥、痿多相須也。

於前已立黃耆人參五味子麥門冬湯中，每服加白茯苓二分，澤瀉四分，豬苓、白朮以上各一分。

如小便快利不黃澀者，只加澤瀉二分，與二

朮上下分消其濕。

如行步不正，腳膝痿弱，兩足軟側者，已中痿邪，加酒洗黃柏、知母三分或五分，令二足湧出氣力矣。

如汗大泄者，津脫也，急止之，加五味子六枚，炒黃柏五分，炒知母三分，不令妨其食，當以意斟酌。

若妨食則止，候食進，則再服。三里、氣街，以三棱針出血。

若汗不減不止者，於三里穴下三寸上廉穴出血，禁酒、濕麵。

夫痿者，濕熱乘腎肝也，當急去之。不然則下焦元氣竭盡而成軟癱，必腰下不能動，心煩冤而不止也。

若身重減，氣不短，小便如常，及濕熱之令退時，或所增之病氣退者，不用五味子、澤瀉、茯苓、豬苓、黃柏、知母、蒼朮、白朮之藥，只依本病中症候加減；常服藥亦須用酒黃柏二分或三分。

如更時令，清燥之氣大行，卻加辛溫瀉之。若濕氣勝，風證不退，眩暈、麻木不已，除風濕羌活湯主之。

除風濕羌活湯

羌活一兩　防風去蘆　蒼朮酒浸，去皮　黃耆以上各一錢　升麻七分　炙甘草　獨活　柴胡以上各五分　川芎去頭痛　黃柏　橘皮　藁本以上各三分　澤瀉去鬚，一分　豬苓去黑皮　茯苓以上各二分　黃連去鬚，一分

上㕮咀，每服秤三錢或五錢，水二盞，煎至一盞，去渣，稍熱服，量虛實施用。如有不盡證候，依加減法用之。

夫脈弦、洪、緩，而沉按之中、之下得時一澀，其證四肢滿悶，肢節煩疼，難以屈伸，身體沉重，煩心不安，忽肥忽瘦，四肢懶倦，口失滋味，腹難舒伸，大小便清利而數，或上飲下便，或大便澀滯不行，一二日一見，夏月飧泄，米穀不化，或便後見血、見白膿，胸滿短氣，膈咽不通，或痰嗽稠黏，口中沃沫，食入反出，耳鳴、耳聾，目中流火，視物昏花，胬肉紅絲，熱壅頭目，不得安臥，嗜臥無力，不思飲食，調中益氣湯主之。

調中益氣湯

黃耆一錢　人參去蘆頭，有嗽者去之　甘草　蒼朮以上各五分　柴胡一味為上氣不足、胃氣與脾氣下溜，乃補上氣，從陰引陽也　橘皮如腹中氣不得運轉，更加一分　升麻以上各二分　木香一分或二分

上件銼麻豆大，都作一服，水二大盞，煎至一盞，去渣，帶熱，宿食消盡服之。寧心絕思，藥必神效。蓋病在四肢，血脈，空腹在旦是也。

如時顯熱燥，是下元陰火蒸蒸發也，加真生地黃二分，黃柏三分，無此證則去之。

如大便虛坐不得，或大便了而不了，腹中常逼迫，血虛血澀也，加當歸身三分。

如身體沉重，雖小便數多，亦加茯苓二分，蒼朮一錢，澤瀉五分，黃柏三分，暫時從權而祛濕也，不可常用，兼足太陰已病，其脈亦絡於心中，故顯濕熱相合而煩亂。

如胃氣不和，加湯洗半夏五分，生薑三片，有嗽加生薑、生地黃二分，以制半夏之毒。

如痰厥頭痛，非半夏不能除，此足太陰脾所

作也。

如兼躁熱，加黃柏、生地黃以上各二分。

如無以上證，只服前藥。

上件銼如痳豆，都作一服，水一大盞，去渣，帶熱食遠服之。

如夏月，須加白芍藥三分。

如春月，腹中痛，尤宜加。

如惡熱而渴，或腹痛者，更加芍藥五分，生黃芩二分。

如惡寒，腹中痛，加中桂三分，去黃芩，謂之桂枝芍藥湯，亦於芍藥湯中加之同煎。

如冬月腹痛，不可用芍藥，蓋大寒之藥也，只加乾薑二分，或加半夏五七分，以生薑少許製之。

如秋冬之月，胃脈四道為衝脈所逆，並脅下少陽脈二道而反上行，病名曰厥逆。《內經》曰：逆氣上行，滿脈去形。明七神昏絕，離去其形而死矣。其證氣上衝咽不得息，而喘急有音不得臥，加吳茱萸五分或一錢五分，湯洗去苦，觀厥氣多少而用之。

如夏月有此證，為大熱也。蓋此病隨四時為寒、熱、溫、涼也，宜以酒黃連、酒黃柏、酒知母各等份，為細末，熱湯為丸，梧桐子大，每服二百丸，白湯送下，空心服。仍多飲熱湯，服畢少時，便以美飲食壓之，使不令胃中留停，直至下元，以瀉衝脈之邪也。大抵治飲食、勞倦所得之病，乃虛勞七損證也，當用溫平、甘多辛少之藥治之，是其本法也。

如時上見寒熱，病四時也，又或將理不如法，或酒食過多，或辛熱之食作病，或居大寒大熱之處，蓋有病，當臨時制宜，暫用大寒大熱治法而取效，此從權也。不可以得效之故而久用之，必致難治矣。

《黃帝針經》云：從下上者，引而去之。上氣不足，推而揚之。蓋上氣者，心肺上焦之氣。陽病在陰，從陰引陽，宜以入腎肝下焦之藥，引甘多辛少之藥，使升發脾胃之氣，又從而去其邪氣於腠理皮毛也。又云：視前痛者，常先取之。是先以繆刺瀉其經絡之壅者，為血凝而不流，故先去之，而後治他病。

長夏濕熱胃困尤甚用清暑益氣湯論

《刺志論》云：氣虛身熱，得之傷暑。熱傷

氣故也。《痿論》云：有所遠行勞倦，逢大熱而渴，渴則陽氣內伐，內伐則熱舍於腎。腎者水臟也，今水不能勝火，則骨枯而髓虛，足不任身，發為骨痿。故《下經》曰：骨痿者，生於大熱也。此濕熱成痿，令人骨乏無力，故治痿獨取於陽明。

時當長夏，濕熱大勝，蒸蒸而熾，人感之多四肢困倦，精神短少，懶於動作，胸滿氣促，肢節沉疼，或氣高而喘，身熱而煩，心下膨痞，小便黃而數，大便溏而頻，或痢出黃如糜，或如泔色，或渴或不渴，不思飲食，自汗體重，或汗少者，血先病而氣不病也，其脈中得洪緩。若血氣相搏，必加之以遲。

遲，病雖互換少瘥，其天暑濕令則一也。宜以清燥之劑治之。

《內經》曰：陽氣者，衛外而為固也。炅則氣泄。今暑邪干衛，故身熱自汗，以黃耆甘溫補之為君；人參、橘皮、當歸、甘草甘微溫，補中益氣為臣；蒼朮、白朮、澤瀉滲利而除濕；升麻、葛根甘、苦、平，善解肌熱，又以風勝濕也。濕勝則食不消而作痞滿，故炒麴甘辛、青皮辛溫，消食快氣。

腎惡燥，急食辛以潤之，故以黃柏苦、辛、寒，借甘味瀉熱補水。虛者滋其化源，以人參、五味子、麥門冬酸甘微寒，救天暑之傷於庚金為佐，名曰清暑益氣湯。

清暑益氣湯

黃耆汗少減五分　蒼朮泔浸，去皮　升麻以上各一錢　人參去蘆　澤瀉　神麴炒黃　橘皮　白朮以上各五分　麥門冬去心　當歸身　炙甘草以上各三分　青皮去白，二分半　黃柏酒洗，去皮，二分或三分　葛根二分　五味子九枚

上件同㕮咀，都作一服，水二大盞，煎至一盞，去渣大溫服，食遠，劑之多少，臨病斟酌。此病皆由飲食勞倦，損其脾胃，乘天暑而病作也。但藥中犯澤瀉、豬苓、茯苓、燈心、通草、木通淡滲利小便之類，皆從時令之旺氣，以瀉脾胃之客邪，而補金水之不及也。此正方已是從權而立之。

若於無時病濕熱脾旺之證，或小便已數，腎肝不受邪者誤用之，必大瀉真陰，竭絕腎水，先損其兩目也。復立變證加減法於後。

心火乘脾，乃血受火邪，而不能升發陽氣復於地中，地者人之脾也，必用當歸和血，少用黃柏以益真陰。

脾胃不足之證，須少用升麻，乃足陽明太陰引經之藥也。使行陽道，自脾胃中右遷，少陽行春令，生萬化之根蒂也。更少加柴胡，使諸經右遷，生發陰陽之氣，以滋春之和氣也。

脾虛，緣心火亢甚而乘其土也。其次，肺氣受邪，為熱所傷，必須用黃耆最多，甘草次之，人參又次之，三者皆甘溫之陽藥也。

脾始虛，肺氣先絕，故用黃耆之甘溫，以益皮毛之氣而閉腠理，不令自汗而損其元氣也；上喘、氣短、懶語，須用人參以補之；心火乘脾，須用炙甘草以瀉火熱，而補脾胃中元氣，甘草最少，恐滋滿也。

若脾胃之急痛，並脾胃太虛，腹中急縮，腹皮急縮者，卻宜多用之。經云：急者緩之。若從權，必加升麻以引之，恐左遷之邪堅盛，卒不肯退，反致項上及臀尻肉消而反行陰道，故使引之以行陽道，使清氣之出地右遷而上行，以和陰陽之氣也。若中滿者，去甘草；咳甚者，去人參；如口乾、嗌乾者，加乾葛。

脾胃既虛，不能升浮，為陰火傷其生發之氣，榮血大虧，營氣伏於地中，陰火熾盛，日漸煎熬，血氣虧少，且心包與心主血，血減則心無所養，致使心亂而煩，病名曰悗；悗者，心惑而煩悶不安也。是清氣不升，濁氣不降，清濁相干，亂於胸中，使周身氣血逆行而亂。

《內經》云：從下上者，引而去之。故當加辛溫、甘溫之劑生陽，陽生則陰長，已有甘溫三味之論。

或曰：甘溫何能生血，又非血藥也。曰：仲景之法，血虛以人參補之，陽旺則能生陰血也，更加當歸和血，又宜少加黃柏以救腎水。蓋甘寒瀉熱火，火減則心氣得平而安也。如煩亂猶不能止，少加黃連以去之，蓋將補腎水，使腎水旺而心火自降，扶持地中陽氣矣。

如氣浮心亂，則以朱砂安神丸鎮固之。得煩減勿再服，以防瀉陽氣之反陷也。

如心下痞，亦少加黃連。氣亂於胸，為清濁相干，故以橘皮理之，又能助陽氣之升而散滯氣，又助諸甘辛為用也。

長夏濕土客邪大旺，可從權加蒼朮、白朮、澤瀉，上下分消其濕熱之氣也。濕氣大勝，主食不消化，故食減，不知穀味，加炒麴以消之。復加五味子、麥門冬、人參瀉火，益肺氣，助秋損也。此三伏中長夏正旺之時藥也。

隨時加減用藥法

濁氣在陽，亂於胸中，則滿閉塞，大便不通。夏月宜少加酒洗黃柏大苦寒之味，冬月宜加吳茱萸大辛苦熱之藥以從權，乃隨時用藥，以泄濁氣之下降也。借用大寒之氣於甘味中，故曰甘寒瀉熱火也，亦須用發散寒氣辛溫之劑多，黃柏少也。

清氣在陰者，乃人之脾胃氣衰，不能升發陽氣，故用升麻、柴胡助辛甘之味，以引元氣上升，不令飧泄也。

堵塞咽喉，陽氣不得出者曰塞；陰氣不得下降者曰噎。夫噎塞，迎逆於咽喉胸膈之間，令諸經不行，則口開、目瞪、氣欲絕，當先用辛甘氣味俱陽之藥，引胃氣以治其本，加堵塞之藥以瀉其標也。

寒月陰氣大助陰邪於外，於正藥內加吳茱萸大熱大辛苦之味，以瀉陰寒之氣。

暑月陽盛，則於正藥中加青皮、陳皮、益智、黃柏，散寒氣、瀉陰火之上逆；或以消痞丸合滋腎丸，滋腎丸者，黃柏、知母，微加肉桂，三味是也；或更以黃連別作丸。

二藥七八十丸，空心約宿食消盡服之。待少時，以美食壓之，不令胃中停留也。

如食少不饑，加炒麴。

如食已心下痞，別服橘皮枳朮丸。

如脈弦，四肢滿閉，便難而心下痞，加甘草、黃連、柴胡。如腹中氣上逆者，是衝脈逆也，加黃柏三分，黃連一分半以泄之。

如大便秘燥，心下痞，加黃連、桃仁，少加大黃、當歸身。

如心下痞夯悶者，加白芍藥、黃連。

如心下痞腹脹，加五味子、白芍藥、縮砂仁。

如天寒，少加乾薑或中桂。

如心下痞中寒者，加附子、黃連。

如心下痞嘔逆者，加黃連、生薑、橘皮。

如冬月不加黃連，少入丁香、藿香葉。

如口乾、嗌乾，加五味子、葛根。

如脅下急或痛甚，俱加柴胡、甘草。

如胸中滿悶鬱鬱然，加橘紅、青皮、木香少許。

如頭痛有痰，沉重懶倦者，乃太陰痰厥頭痛，加半夏五分，生薑二分或三分。

如腹中或周身間有刺痛，皆血澀不足，加當歸身。

如嘁，加五味子多，益智少。

如食不下，乃胸中胃上有寒，或氣澀滯，加青皮、陳皮、木香，此三味為定法。

如冬天，加益智仁、草豆蔻仁。

如夏月少用，更加黃連。

如秋月氣澀滯，食不下，更加檳榔、草豆蔻仁、縮砂仁，或少加白豆蔻仁。

如三春之月食不下，亦用青皮少，陳皮多，更加風藥以退其寒覆其上。

如初春猶寒，更少加辛熱，以補春氣之不足，以為風藥之佐，益智、草豆蔻皆可也。

如脈弦者，見風動之證，以風藥通之。

如脈澀覺氣澀滯者，加當歸身、天門冬、木香、青皮、陳皮；有寒者，加桂枝、黃耆。

如胸中窒塞，或氣閉悶亂者，肺氣澀滯而不行，宜破滯氣，青皮、陳皮，少加木香、檳榔。

如冬月，加吳茱萸、人參，或胸中窒塞、閉悶不通者，為外寒所遏，使呼出之氣不得伸故也。必寸口脈弦，或微緊，乃胸中大寒也。若加之以舌上有白苔滑者，乃丹田有熱，胸中有寒明矣。丹田有熱者，必尻臀冷，前陰間冷汗，兩丸冷，是邪氣乘其本而正氣走於經脈中也，遇寒則必作陰陰而痛，以此辨丹田中伏火也，加黃柏、生地黃，勿誤作寒證治之。

如秋冬天氣寒涼而腹痛者，加半夏，或益智，或草豆蔻之類。

如發熱，或捫之而肌表熱者，此表證也，只服補中益氣湯一二服，亦能得微汗，則涼矣。

如腳膝痿軟，行步乏力，或疼痛，乃腎肝中伏濕熱，少加黃柏，空心服之；不癒，更增黃柏，加漢防己五分，則腳膝中氣力如故也。

如多唾，或唾白沫者，胃口上停寒也，加益智仁。

如少氣不足以息者，服正藥二三服，氣猶短促者，為膈上及表間有寒所遏，當引陽氣上伸，加羌活、獨活，藁本最少，升麻多，柴胡次之，黃耆加倍。

腸澼下血論

《太陰陽明論》云：食飲不節，起居不時者陰受之。陰受之則入五臟，入五臟則䐜滿閉塞，下為飧泄，久為腸澼。夫腸澼者，為水穀與血另作一派，如𠐍桶湧出也。今時值長夏，濕熱大盛，正當客氣勝而主氣弱也，故腸澼之病甚，以涼血地黃湯主之。

涼血地黃湯

黃柏去皮，銼，炒　知母銼，炒，以上各一錢
青皮不去皮穰　槐子炒　熟地黃　當歸以上各五分

上件㕮咀，都作一服，用水一盞，煎至七分，去渣，溫服。

如小便澀，臍下悶，或大便則後重，調木香、檳榔細末各五分，稍熱服，空心或食前。

如裡急後重，又不去者，當下之。

如有傳變，隨證加減。

如腹中動搖有水聲，而小便不調者，停飲也，診顯何臟之脈，以去水飲藥瀉之。假令脈洪

大，用瀉火利小便藥之類是也。

如胃虛不能食，而大渴不止者，不可用淡滲之藥止之，乃胃中元氣少故也，與七味白朮散補之。

如發熱、惡熱、煩躁、大渴不止，肌熱不欲近衣，其脈洪大，按之無力者，或兼目痛、鼻乾者，非白虎湯證也。此血虛發躁，當以黃耆一兩、當歸身二錢，㕮咀，水煎服。

如大便閉塞，或裡急後重，數至圊而不能便，或少有白膿，或少有血，慎勿利之，利之則必致病重，反鬱結而不通也。以升陽除濕防風湯，舉其陽則陰氣自降矣。

升陽除濕防風湯

蒼朮泔浸，去皮淨，四兩　防風二錢　白朮　白茯苓　白芍藥以上各一錢

上件㕮咀。除蒼朮另作片子，水一碗半，煮至二大盞，納諸藥，同煎至一大盞，去渣，稍熱服，空心食前。

如此證飧泄不禁，以此藥導其濕。如飧泄及泄不止，以風藥升陽。

蒼朮益胃去濕，脈實、䐜脹、閉塞不通，從權以苦多甘少藥泄之；如得通，復以升陽湯助其陽，或便以升陽湯中加下泄藥。

脾胃虛不可妄用吐藥論

《六元正紀論》云：木鬱則達之者，蓋木性當動盪軒舉，是其本體。今乃鬱於地中無所施為，即是風失其性。人身有木鬱之證者，當開通之，乃可用吐法以助風木，是木鬱則達之之義也。

又說，木鬱達之者，蓋謂木初失其性，鬱於地中，今既開發行於天上，是發而不鬱也，是木復其性也，有餘也，有餘則兼其所勝，脾土受邪，見之於木鬱達之條下，不止此一驗也。又厥陰司天，亦風木旺也。厥陰之勝，亦風木旺也。俱是脾胃受邪，見於上條，其說一同。

或者不悟木鬱達之四字之義，反作木鬱治之，重實其實，脾胃又受木制，又復其木，正謂補有餘而損不足也。既脾胃之氣先已不足，豈不因此而重絕乎！

再明胸中窒塞當吐，氣口三倍大於人迎，是

食傷太陰。上部有脈，下部無脈，其人當吐，不吐則死。以其下部無脈，知其木鬱在下也。塞道不行，而肝氣下絕矣。兼肺金主塞而不降，為物所隔，金能剋木，肝木受邪，食塞胸咽，故曰：在上者因而越之。

仲景云：實煩以瓜蒂散吐之。如經汗下，謂之虛煩，又名懊憹，煩躁不得眠，知其木鬱也，以梔子豉湯吐之。昧者，將膈咽不通，上肢兩脅，腹脹胃虛不足，乃濁氣在上，則生䐜脹之病吐之。況胃虛必怒，風木已來乘淩胃中，《內經》以鐵落鎮墜之，豈可反吐，助其風木之邪？不主吐而吐，其差舛如天地之懸隔。大抵胸中窒息煩悶不止者，宜吐之耳。

安養心神調治脾胃論

《靈蘭秘典論》云：心者君主之宮，神明出焉，凡怒、忿、悲、思、恐懼，皆損元氣。夫陰火之熾盛，由心生凝滯，七情不安故也。心脈者神之舍，心君不寧，化而為火，火者七神之賊也。故曰陰火太盛，經營之氣不能頤養於神，乃脈病也。神無所養，津液不行，不能生血脈也。

心之神，真氣之別名也。得血則生，血生則脈旺。脈者神之舍，若心生凝滯，七神離形，而脈中唯有火矣。

善治斯疾者，唯在調和脾胃，使心無凝滯，或生歡欣，或逢喜事，或天氣暄和，居溫和之處，或食滋味，或眼前見欲愛事，則慧然如無病矣。蓋胃中元氣得舒伸故也。

凡治病當問其所便

《黃帝針經》云：中熱消癉則便寒，寒中之屬則便熱。胃中熱則消穀，令人懸心善饑，臍以上皮熱。腸中熱則出黃如糜，臍以下皮寒。胃中寒則腹脹，腸中寒則腸鳴飧泄。

一說腸中寒則食已窘迫，腸鳴切痛，大便色白。腸中寒，胃中熱，則疾饑，小腹痛脹。腸中熱，胃中寒，則脹而且泄，非獨腸中熱則泄，胃中寒傳化亦泄。

胃欲熱飲，腸欲寒飲，雖好惡不同，春夏先治標，秋冬先治本。衣服寒無悽愴，暑無出汗；熱無灼灼，寒無淒淒，寒溫中適，故氣將持，乃不致邪僻也。

此規矩法度，乃常道也，正理也，揆度也，當臨事制宜，以反常合變也。

胃氣下溜五臟氣皆亂其為病互相出見論

黃帝曰：何謂逆而亂？

岐伯曰：清氣在陰，濁氣在陽，榮氣順脈，衛氣逆行，清濁相干，亂於胸中，是為大悗。故氣亂於心，則煩心密嘿，俯首靜伏；亂於肺，則俯仰喘喝，按手以呼；亂於腸胃，則為霍亂；亂於臂脛，則為四厥；亂於頭，則為厥逆，頭重眩仆。

大法云：從下上者引而去之。又法云：在經者宜發之。

黃帝曰：五亂者，刺之有道乎？

岐伯曰：有道以來，有道以去，審知其道，是為身寶。

黃帝曰：願聞其道。

岐伯曰：氣在於心者，取之手少陰心主之輸神門、大陵。

滋以化源，補以甘溫，瀉以甘寒，以酸收

之，以小苦通之，以微苦辛甘輕劑，同精導氣，使復其本位。

氣在於肺者，取之手太陰滎，足少陰輸魚際並太淵輸。

太陰以苦甘寒，乃亂於胸中之氣，以分化之味去之。若成痿者，以導濕熱。若善多涕，從權治之辛熱，仍引胃氣前出陽道，不令濕土剋腎，其穴在太谿。

氣在於腸胃者，取之足太陰、陽明，不下者，取之三里章門、中脘、三里。

因足太陰虛者，於募穴中導引之於血中。有一說，腑輸，去腑病也。胃虛而致太陰無所稟者，於足陽明胃之募穴中引導之。如氣逆上而霍亂者，取三里，氣下乃止，不下復始。

氣在於頭，取之天柱、大杼，不知，取足太陽滎、輸通谷深、束谷深。

先取天柱、大杼，不補不瀉，以導氣而已。取足太陽膀胱經中，不補不瀉，深取通谷、束骨。丁心火，己脾土穴中以引導去之。如用藥於太陽引經藥中，少加苦寒甘寒以導去之，清涼為之輔佐及使。

氣在於臂足，取之先去血脈，後取其陽明、

少陽之滎、輸二間、三間深取之，內庭、陷谷深取之。

視其足、臂之血絡盡取之，後治其痿厥，皆不補不瀉，從陰深取，引而上之。上之者，出也、去也。皆陰火有餘，陽氣不足，伏匿於地中者。血，榮也，當從陰引陽，先於地中升舉陽氣，次瀉陰火，乃導氣同精之法。

黃帝曰：補瀉奈何？

岐伯曰：徐入徐出謂之導氣，補瀉無形謂之同精，是非有餘不足也，亂氣之相逆也。

帝曰：允乎哉道，明乎哉論，請著之玉版，命曰治亂也。

陰病治陽，陽病治陰

《陰陽應象論》云：審其陰陽，以別柔剛，陽病治陰，陰病治陽，定其血氣，各守其鄉。血實宜決之，氣虛宜掣引之。

夫陰病在陽者，是天外風寒之邪乘中而外入，在人之背上腑腧、臟腧，是人受天外客邪，亦有二說：

中於陽則流於經，此病始於外寒，終歸外

熱。故以治風寒之邪，治其各臟之腧，非止風寒而已。六淫濕、暑、燥、火，皆五臟所受，乃筋、骨、血、脈受邪，各有背上五臟腧以除之。傷寒一說從仲景。

中八風者，有風論，中暑者，治在背上小腸腧；中濕者，治在胃腧；中燥者，治在大腸腧；此皆六淫客邪有餘之病，皆瀉在背之腑腧。若病久傳變，有虛有實，各隨病之傳變，補瀉不定，只治在背腑腧。

另有上熱下寒，經曰：陰病在陽，當從陽引陰，必須先去絡脈經隧之血。若陰中火旺，上騰於天，致六陽反不衰而上充者，先去五臟之血絡，引而下行。天氣降下，則下寒之病自去矣，慎勿獨瀉其六陽。此病陽亢，乃陰火之邪滋之，只去陰火，只損血絡經隧之邪，勿誤也。

陽病在陰者，病從陰引陽，是水穀之寒熱，感則害人六腑。

又曰：飲食失節，及勞役形質，陰火乘於坤土之中，致穀氣、榮氣、清氣、胃氣、元氣不得上升滋於六腑之陽氣，是五陽之氣先絕於外，外者天也，下流伏於坤土陰火之中。

皆先由喜、怒、悲、憂、恐為五賊所傷，而

後胃氣不行，勞役、飲食不節繼之，則元氣乃傷。當從胃合三里穴中推而揚之，以伸元氣。故曰從陰引陽。

若元氣愈不足，治在腹上諸腑之募穴。若傳在五臟，為九竅不通，隨各竅之病治其各臟之募穴於腹。故曰五臟不平，乃六腑元氣閉塞之所生也。

又曰：五臟不和，九竅不通，皆陽氣不足，陰氣有餘，故曰陽不勝其陰。凡治腹之募，皆為元氣不足，從陰引陽勿誤也。

若錯補四末之腧，錯瀉四末之餘，錯瀉者，差尤甚矣。

按岐伯所說，況取穴於天上，天上者，人之背上五臟六腑之腧，豈有生者乎？興言及此，寒心徹骨。若六淫客邪及上熱下寒，筋、骨、皮、肉、血、脈之病，錯取穴於胃之合及諸腹之募者必危。亦岐伯之言，下工豈可不慎哉。

三焦元氣衰旺

《黃帝針經》云：上氣不足，腦為之不滿，耳為之苦鳴，頭為之傾，目為之瞑。中氣不足，溲便為之變，腸為之苦鳴。下氣不足，則為痿厥心悗，補足外踝下留之。

此三元真氣衰憊，皆由脾胃先虛，而氣不上行之所致也。加之喜、怒、悲、憂、恐，危亡速矣。

卷下

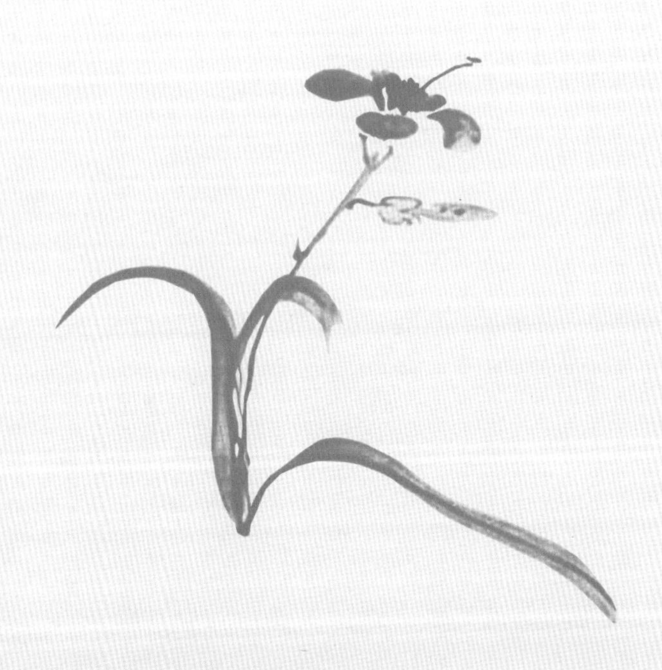

大腸小腸五臟皆屬於胃，胃虛則俱病論

《黃帝針經》云：手陽明大腸、手太陽小腸，皆屬足陽胃。小腸之穴在巨虛下廉，大腸之穴在巨虛上廉，此二穴皆在足陽明胃三里穴下也。大腸主津，小腸主液，大腸、小腸受胃之榮氣，乃能行津液於上焦，灌漑皮毛，充實腠理。若飲食不節，胃氣不及，大腸、小腸無所稟受，故津液涸竭焉。

《內經》云：耳鳴、耳聾、九竅不利，腸胃之所生也。此胃弱不能滋養手太陽小腸、手陽明大腸。故有此證。然亦止從胃弱而得之，故聖人混言腸胃之所生也。

或曰：子謂混言腸胃所生亦有據乎？

予應之曰：《玉機真臟論》云：脾不及，令人九竅不通，謂脾為死陰，受胃之陽氣，能上升水穀之氣於肺，上充皮毛，散入四臟。今脾無所稟，不能行氣於臟腑，故有此證。此則脾虛九竅不通之謂也。雖言脾虛，亦胃之不足所致耳。此不言脾，不言腸胃，而言五臟者又何也？予謂：

此說與上二說無以異也。

蓋謂脾不受胃之稟命，致五臟所主九竅，不能上通天氣，皆閉塞不利也，故以五臟言之。此三者，止是胃虛所致耳。然亦何止於此，胃虛則五臟、六腑、十二經、十五絡、四肢，皆不得營運之氣，而百病生焉，豈一端能盡之乎。

脾胃虛則九竅不通論

真氣又名元氣，乃先身生之精氣也，非胃氣不能滋之。胃氣者，穀氣也，榮氣也，運氣也，生氣也，清氣也，衛氣也，陽氣也；又天氣、人氣、地氣，乃三焦之氣，分而言之則異，其實一也，不當作異名異論而觀之。

飲食勞役所傷，自汗小便數，陰火乘土位，清氣不生，陽道不行，乃陰血伏火，況陽明胃土右燥左熱，故化燥火而津液不能停，且小便與汗皆亡津液，津液至中宮變化為血也。

脈者血之腑也，血亡則七神何依？百脈皆從此中變來也。人之百病莫大於中風，有汗則風邪客之，無汗則陽氣固密，腠理閉拒，諸邪不能傷也。

或曰：經言陽不勝其陰，則五臟氣爭，九竅不通。又脾不及，則令人九竅不通，名曰重強。又五臟不和，則九竅不通。又頭痛、耳鳴，九竅不通利，腸胃之所生也。請析而解之。

答曰：夫脾者陰土也，至陰之氣主靜而不動；胃者陽土也，主動而不息。陽氣在於地下，乃能生化萬物。故五運在上，六氣在下，其脾長一尺掩太倉，太倉者胃之上口也。脾受胃稟，乃能薰蒸腐熟五穀者也。

胃者十二經之源，水穀之海也，平則萬化安，病則萬化危。五臟之氣上通九竅，五臟稟受氣於六腑，六腑受氣於胃。六腑者，在天為風、寒、暑、濕、燥、火，此無形之氣也。胃氣和平，榮氣上升，始生溫熱。溫熱者，春夏也，行陽二十五度。六陽升散之極，下而生陰，陰降則下行為秋冬，行陰道為寒涼也。

胃既受病不能滋養，故六腑之氣已絕，致腸道不行，陰火上行，五臟之氣各受一腑之化，乃能滋養皮膚、血脈、筋骨。

故言五臟之氣已絕於外，是六腑生氣先絕，五臟無所稟受，而氣後絕矣。

肺本收下，又主五氣，氣絕則下流，與脾土

疊於下焦，故曰重強。胃氣既病則下溜，經云：濕從下受之，脾為至陰，本乎地也。有形之土，下填九竅之源，使不能上通於天，故曰五臟不和，則九竅不通。

胃者行清氣而上，即地之陽氣也。積陽成天，曰清陽出上竅；曰清陽實四肢；曰清陽發腠理者也。脾胃既為陰火所乘，穀氣閉塞而下流，即清氣不升，九竅為之不利，胃之一腑病，則十二經元氣皆不足也。

氣少則津液不行，津液不行則血虧，故筋、骨、皮、肉、血、脈皆弱，是氣血俱羸弱矣。勞役動作，飲食饑飽，可不慎乎？

凡有此病者，雖不變易他疾，已損其天年，更加之針灸用藥差誤，欲不夭枉得乎？

胃虛臟腑經絡皆無所受氣而俱病論

夫脾胃虛，則濕土之氣溜於臍下，腎與膀胱受邪，膀胱主寒，腎為陰火，二者俱弱，潤澤之氣不行。

大腸者庚也，燥氣也，主津；小腸者丙也，

熱氣也，主液。此皆屬胃，胃虛則無所受氣而亦虛，津液不濡，睡覺口燥、咽乾而皮毛不澤也。甲膽風也，溫也，主生化周身之血氣；丙小腸熱也，主長養周身之陽氣，亦皆稟氣於胃，則能浮散也，升發也。胃虛則膽及小腸溫熱生長之氣俱不足，伏留於有形血脈之中，為熱病，為中風，其為病不可勝紀。青、赤、黃、白、黑五腑皆滯。三焦者乃下焦元氣生發之根蒂，為火乘之，是六腑之氣俱衰也。

腑者府庫之府，包含五臟，及形質之物而藏焉。且六腑之氣外無所主，內有所受，感天之風氣而生甲膽，感暑氣而生丙小腸，感濕化而生戊胃，感燥氣而生庚大腸，感寒氣而生壬膀胱，感天一之氣而生三焦，此實父氣無形也。風、寒、暑、濕、燥、火，乃溫、熱、寒、涼之別稱也，行陽二十五度，右遷而升浮降沉之化也，其虛也，皆由脾胃之弱。

以五臟論之，心火亢甚，乘其脾土曰熱中，脈洪大而煩悶。《難經》云：脾病當臍有動氣，按之牢若痛，動氣築築然堅牢，如有積而硬，若似痛也，甚則亦大痛，有是則脾虛病也，無則非也。

更有一辨，食入則困倦，精神昏冒而欲睡者，脾虧弱也。且心火大盛，左遷入於肝木之分，風濕相搏，一身盡痛，其脈洪大而弦，時緩，或為眩運戰搖，或為痲木不仁，此皆風也。

脾病體重節痛，為痛痹，為寒痹，為諸濕痹，為痿軟失力，為大疽大癰，若以辛熱助邪，則為熱病，為中風，其變不可勝紀。

木旺運行北越，左遷入地，助其腎水，水得子助，入脾為痰涎，自入為唾，入肝為淚，入肺為涕，乘肝木而反剋脾土明矣。

當先於陰分補其陽氣升騰，行其陽道而走空竅，次加寒水之藥降其陰火，黃柏、黃連之類是也。先補其陽，後瀉其陰，脾胃俱旺而復於中焦之本位，則陰陽氣平矣。

火曰炎上，水曰潤下，今言腎主五液，上至頭出於空竅，俱作泣、涕、汗、涎、唾者何也？曰病癇者涎沫出於口，冷汗出於身，清涕出於鼻，皆陽蹻、陰蹻、督、衝四脈之邪上行，腎水不任煎熬，沸騰上行為之也。此奇邪為病，不系五行陰陽十二經所拘，當從督、衝、二蹻，四穴中奇邪之法治之。

五臟外有所主，內無所受，謂外主皮毛、血

脈、肌肉、筋骨及各空竅是也。若胃氣一虛無所稟受，則四臟經絡皆病。

況脾全借胃土平和，則有所受而生榮，周身四臟皆旺，十二神守職，皮毛固密，筋骨柔和，九竅通利，外邪不能侮也。

胃虛元氣不足諸病所生論

夫飲食勞役皆自汗，乃足陽明化燥火，津液不能停，故汗出小便數也。

邪之大者莫若中風，風者百病之長，善行而數變，雖然無虛邪，則風雨寒不能獨傷人，必先中虛邪，然後賊邪得入矣。至於痿、厥逆，皆由汗出而得之也。且冬陽氣伏藏於水土之下，如非常泄精，陽氣已竭，則春令從何而得，萬化俱失所矣。

在人則飲食勞役，汗下時出，諸病遂生，予所以諄諄如此者，蓋亦欲人知所慎也。

忽肥忽瘦論

《黃帝針經》云：寒熱少氣，血上下行。夫

氣虛不能寒，血虛不能熱，血氣俱虛不能寒熱。而胃虛不能上行，則肺氣無所養，故少氣，衛氣既虛不能寒也；下行乘腎肝助火為毒，則陰分氣衰血虧，故寒熱少氣。

血上下行者，足陽明胃之脈衰，則衝脈並陽明之脈上行於陽分，逆行七十二度，脈之火大旺逆陽明脈中，血上行，其血衝滿於上，若火時退伏於下則血下行，故言血上下行，俗謂之忽肥忽瘦者是也。

經曰：熱傷氣，又曰壯火食氣，故脾胃虛而火勝，則必少氣，不能衛護皮毛，通貫上焦之氣而短少也。陰分血虧，陽分氣削，陰陽之分，周身血氣俱少，不能寒熱，故言寒熱也。《靈樞經》云：上焦開發，宣五穀味，薰膚充身澤毛，若霧露之溉。此則胃氣平而上行也。

天地陰陽生殺之理在升降浮沉之間論

《陰陽應象論》云：天以陽生陰長，地以陽殺陰藏。然歲以春為首，正，正也；寅，引也。少陽之氣始於泉下，引陰升而在天地人之上。即天之分，百穀草木皆甲坼於此時也。

至立夏少陰之火熾於太虛，則草木盛茂，垂枝布葉，乃陽之用，陰之體，此所謂天以陽生陰長。經言：歲半以前天氣主之，在乎升浮也。

至秋而太陰之運初自天而下逐，陰降而徹地，則金振燥令，風厲霜飛，品物咸殞，其枝獨在，若乎毫毛。

至冬則少陰之氣復伏於泉下，水冰地坼，萬類周密，陰之用，陽之體也，此所謂地以陽殺陰藏。經言歲半以後地氣主之，在乎降沉也。

至於春氣溫和，夏氣暑熱，秋氣清涼，冬氣冷冽，此則正氣之序也。故曰履端於始，序則不愆，升已而降，降已而升，如環無端，運化萬物，其實一氣也。設或陰陽錯綜勝復之變，自此而起，萬物之中人一也。

呼吸升降，效象天地，準繩陰陽，蓋胃為水穀之海，飲食入胃，而精氣先輸脾歸肺，上行春夏之令，以滋養周身，乃清氣為天者也。升已而下輸膀胱，行秋冬之令，為傳化糟粕轉味而出，乃濁陰為地者也。

若夫順四時之氣，起居有時，以避寒暑，飲食有節，及不暴喜怒以頤神志，常欲四時均平而無偏勝則安。不然損傷脾，真氣下溜，或下泄而久不能升，是有秋冬而無春夏，乃生長之用，陷於殞殺之氣，而百病皆起，或久升而不降亦病焉。於此求之，則知履端之義矣。

陰陽壽夭論

《五常政大論》云：陰精所奉其人壽，陽精所降其人夭。夫陰精所奉者，上奉於陽，謂春夏生長之氣也；陽精所降者，下降於陰，謂秋冬收藏之氣也。且如地之伏陰，其精遇春而變動，升騰於上，即曰生發之氣；升極而浮，即曰蕃莠之氣。此六氣右遷於天，乃天之清陽也，陽主生，故壽。

天之元陽，其精遇秋而退，降墜於下，乃為收斂殞殺之氣；降極而沉，是為閉藏之氣，此五運左遷入地，乃地之濁陰也。陰主殺，故夭。

根於外者，名曰氣立，氣止則化絕。根於內者，名曰神機，神去則機息，皆不升而降也。地氣者，人之脾胃也，脾主五臟之氣，腎主五臟之精，皆上奉於天。二者俱主生化，以奉升浮，是知春生夏長，皆從胃中出也。故動止飲食，各得其所，必清必淨，不令損胃之元氣，下乘腎肝，及行秋冬殞殺之令，則亦合於天數耳。

五臟之氣交變論

《五臟別論》云：五氣入鼻，藏於心肺。

《難經》云：肺主鼻，鼻和則知香臭。

潔古云：視聽明而清涼，香臭辨而溫暖。此內受天之氣而外利於九竅也。夫三焦之竅開於喉，出於鼻，鼻乃肺之竅，此體也，其聞香臭者用也。心主五臭舍於鼻。蓋九竅之用皆稟長生為近心，長生於酉，酉者肺，故知鼻為心之所用，而聞香臭也。耳者上通天氣，腎之竅也，乃腎之體而為肺之用，蓋肺長生於子，子乃腎之舍而肺居其中，而能聽音聲也。

一說聲者天之陽，音者天之陰，在地為五律，在人為喉之竅，在口乃三焦之用。肺與心合而為言，出於口也，此口心之竅開於舌為體，三焦於肺為用，又不可不知也。

肝之竅通於目，離為火，能耀光而見物，故分別五色也，肝為之舍；腎主五精，鼻藏氣於心肺，故曰主百脈而行陽道。

經云：脫氣者目盲，脫精者耳聾。心肺有病而鼻為之不利，此明耳、目、口、鼻為清氣所奉於天，而心勞胃損則受邪也。

陰陽升降論

《易》曰：兩儀生四象，乃天地氣交，八卦是也。在人則清濁之氣皆從脾胃出，榮氣榮養周身，乃水穀之氣味化之也。

清陽為天清陽成天，地氣上為雲，天氣下為雨，水穀之精氣也，氣海也，七神也，元氣也，父也。清中清者，清肺以助天真。清陽出上竅耳目鼻口之七竅是也。清中濁者，榮華腠理。清陽為腠理毛竅也，清陽實四肢。真氣充實四肢。

濁陰為地，壘陰成地，雲出天氣，雨出地氣，五穀五味之精是五味之化也，血榮也，維持神明也，血之將會也，母也。濁中清者，榮養於神，降至中脘而為血，故曰心主血，心藏神。濁陰出下竅，前陰膀胱之竅也。濁中濁者，堅強骨髓。濁陰走五臟，散於五臟之血也，養血脈，潤皮膚、肌肥肉筋者是也，血生肉者此也。濁陰歸六腑，謂毛脈合精，經氣歸於腑者是也。

天氣清靜光明者也，藏德不止，故不下也。天明則日月不明，邪害空竅，陽氣者閉塞，地氣者冒明，雲霧不精，則上應白露不下。交通不清，萬物命故不施，不施則名木多死，惡氣不發，風雨不節，白露不下，則菀藁不榮。賊風數至，暴雨數起，天地四時不相保，與道相失，則未央絕滅。唯聖人從之，故身無痾病，萬物不失生氣不竭。

此說人之不避大寒傷形，大熱傷氣，四時節候變更之異氣，及飲食失節，妄作勞役，心生好惡，皆令元氣不行，氣化為火，乃失生夭折之由耳。

調理脾胃治驗治法用藥若不明升降浮沉瘥互反損論

予病脾胃久衰，視聽半失，此陰盛乘陽，加之氣短精神不足，此由弦脈令虛，多言之過，皆陽氣衰弱，不得舒伸，伏匿於陰中耳。

癸卯歲六七月間，淫雨陰寒逾月不止，時人多病泄利，濕多成五泄故也。一日予體重肢節疼痛，大便泄並下者三，兩小便閉塞。

思其治法，按《內經 · 標本論》：大小便不利，無問標本，先利大小便。

又云：在下者引而竭之。亦是先利小便也。又云：諸泄利，小便不利先分別之。又云：治濕不利小便，非其治也。

皆當利其小便，必用淡味滲瀉之劑以利之，是其法也。噫！聖人之法，雖布在方冊，其不盡者，可以求責耳。

今客邪寒濕之淫，從外而入裡，以暴加之，若從以上法度，用淡滲之劑以除之，病雖即已，是降之又降，是復益其陰而重竭其陽氣矣，是陽氣愈削而精神愈短矣，是陰重強而陽重衰矣，反助其邪之謂也，故必用升陽風藥即瘥。

以羌活、獨活、柴胡、升麻各一錢，防風根截半錢，炙甘草根截半錢，同㕮咀，水四中盞，煎至一盞，去渣，稍熱服。

大法云：濕寒之勝，助風以平之。又曰：下者舉之。得陽氣升騰而去矣。又法云：客者除之，是因曲而為之直也。夫聖人之法，可以類推，舉一而知百病者也。若不達升降浮沉之理，而一概施治，其癒者幸也。

戊申六月初，樞判白文舉年六十二，素有脾

胃虛損病，目疾時作，身面目睛俱黃，小便或黃或白，大便不調，飲食減少，氣短上氣，怠惰嗜臥，四肢不收。至六月中，目疾復作，醫以瀉肝散下數行，而前疾增劇。

予謂大黃、牽牛雖除濕熱，而不能走經絡，下咽不入肝經，先入胃中，大黃苦寒重虛其胃，牽牛其味至辛能瀉氣，重虛肺本，嗽大作，蓋標實不去，本虛愈甚，加之適當暑雨之際，素有黃證之人，所以增劇也。此當於脾胃肺之本臟，瀉外經中之濕熱，製清神益氣湯主之而癒。

清神益氣湯

茯苓　升麻以上各二分　澤瀉　蒼朮　防風以上各三分　生薑五分

此藥能走經，除濕熱而不守，故不瀉本臟，補肺與脾胃本中氣之虛弱。

青皮一分　橘皮　生甘草　白芍藥　白朮以上各二分　人參五分

此藥皆能守本而不走經，不走經者不滋經絡

中邪，守者能補臟之元氣。

黃柏一分　麥門冬　人參以上各二分　五味子三分

此藥去時令浮熱濕蒸。

上件銼如麻豆大，都作一服，水二盞，煎至一盞，去渣，稍熱空心服。

火熾之極，金伏之際，而寒水絕體，於此時也，故急救之以生脈散，除其濕熱，以惡其太甚。肺欲收，心苦緩，皆酸以收之，心火盛則甘以瀉之，故人參之甘，佐以五味子之酸。

孫思邈云：夏月常服五味子，以補五臟氣是也。麥門冬之微苦寒，能滋水之源於金之位，而清肅肺氣，又能除火刑金之嗽，而斂其痰邪，復微加黃柏之苦寒，以為守位滋水之流，以鎮墜其浮氣，而除兩足之痿弱也。

范天騋之內，素有脾胃之證，時顯煩躁，胸中不利，大便不通。初冬出外而晚歸，為寒氣怫鬱，悶亂大作，火不得伸故也。

醫疑有熱，治以疏風丸，大便行病不減。又疑藥力小，復加七八十丸，下兩行，前證仍不減，復添吐逆。食不能停，痰唾稠黏，湧出不止，眼黑頭旋，噁心煩悶，氣短促上喘，無力，不欲言，心神顛倒，兀兀不止，目不敢開，如在風雲中，頭苦痛如裂，身重如山，四肢厥冷，不得安臥，余謂前證乃胃氣已損，復下兩次，則重虛其胃，而痰厥頭痛作矣。半夏白朮天麻湯主之而癒。

半夏白朮天麻湯

黃柏二分　乾薑三分　天麻　蒼朮　白茯苓　黃耆　澤瀉　人參以上各五分　白朮　炒麴以上各一錢　半夏湯洗七次　大麥糵（麥芽）麵　橘皮各一錢五分

上件㕮咀，每服半兩，水二盞，煎至一盞，去渣，帶熱服，食前。此頭痛苦甚，謂之足太陰痰厥頭痛，非半夏不能療，眼黑頭旋，風虛內作，非天麻不能除。

其苗為定風草，獨不為風所動也。黃耆甘溫瀉火補元氣，人參甘溫瀉火補中益氣，二朮俱甘苦溫，除濕補中益氣，澤、苓利小便導濕，橘皮苦溫益氣調中升陽，麴消實，蕩胃中滯氣，大麥蘗麵寬中助胃氣，乾薑辛熱以滌中寒，黃柏苦大寒，酒洗以主冬天少火在泉發躁也。

戊申有一貧士，七月中脾胃虛弱，氣促憔悴，因與人參芍藥湯。

人參芍藥湯

麥門冬二分　當歸身　人參以上各三分　炙甘草　白芍藥　黃耆以上各一錢　五味子五個

上件吹咀，分作二服，每服用水二盞，煎至一盞，去渣，稍熱服。既癒，繼而冬居曠室，臥熱炕而吐血數次。

予謂此人久虛弱，附臍有形，而有大熱在內，上氣不足，陽氣外虛，當補表之陽氣，瀉裡之虛熱。冬居曠室，衣服復單薄，是重虛其陽，表有大寒，壅遏裡熱，火邪不得舒伸，故血出於口。因思仲景太陽傷寒，當以麻黃湯發汗，而不與之，遂成衄血，卻與之立癒，與此甚同。因與麻黃人參芍藥湯。

麻黃人參芍藥湯

人參益三焦元氣不足而實其表也　麥門冬以上

各三分　桂枝以補表虛　當歸身和血養血，各五分　麻黃去其外寒　炙甘草補其脾　白芍藥　黃耆以上各一錢　五味子二個，安其肺氣

上件㕮咀，都作一服，水三盞，煮麻黃一味，令沸去沫，至二盞，入餘藥同煎至一盞，去渣，熱服，臨臥。

升陽散火湯

治男子婦人四肢發熱，肌熱，筋痹熱，骨髓中熱，發困，熱如燎，捫之烙手，此病多因血虛而得之，或胃虛過食冷物，抑遏陽氣於脾土，火鬱則發之。

生甘草二錢　防風二錢五分　炙甘草三錢　升麻　葛根　獨活　白芍藥　羌活　人參以上各五錢　柴胡八錢

上件㕮咀，每服稱半兩，水三大盞，煎至一盞，去渣，稍熱服，忌寒涼之物及冷水月餘。

安胃湯

治因飲食汗出，日久心中虛，風虛邪，令人

半身不遂，見偏風痿痹之證，當先除其汗，慓悍之氣按而收之。

黃連揀淨去鬚　五味子去子　烏梅去核　生甘草以上各五分　熟甘草三分　升麻梢二分

上㕮咀，分作二服，每服水二盞，煎至一盞，去渣，溫服，食遠，忌濕麵、酒、五辛、大料物之類。

清胃散

治因服補胃熱藥而致上下牙痛不可忍，牽引頭腦滿熱，發大痛，此足陽明別絡入腦也。喜寒惡熱，此陽明經中熱盛而作也。

真生地黃　當歸身以上各三分　牡丹皮半錢　黃連揀淨，六分，如黃連不好更加二分，如夏月倍之，大抵黃連臨時增減無定　升麻一錢

上為細末，都作一服，水一盞半，煎至七分，去渣，放冷服之。

清陽湯

治口喎頰腮急緊，胃中火盛，必汗不止而小便數也。

紅花　酒黃柏　桂枝以上各一分　生甘草　蘇木以上各五分　炙甘草一錢　葛根一錢五分　當歸身　升麻　黃耆以上各二錢

上件㕮咀，都作一服，酒三大盞，煎至一盞二分，去渣，稍熱服，食前。服訖以火熨摩緊結處而癒。夫口喎筋急者，是筋脈血絡中大寒，此藥以代燔針劫刺。破血以去其凝結，內則泄衝脈之火熾。

胃風湯

治虛風證，能食，麻木，牙關急搐，目內蠕瞤，胃中有風，獨面腫。

蔓荊子一分　乾生薑二分　草豆蔻　黃柏　羌活　柴胡　藁本以上各三分　麻黃五分，不去節　當歸身　蒼朮　葛根以上各一錢　香白芷一

錢二分　炙甘草一錢五分　升麻二錢　棗四枚

上件銼如麻豆大，分二服，每服水二盞，煎至一盞，去渣，熱服，食後。

陽明病濕勝自汗論

或曰：濕之與汗，陰乎陽乎？曰：西南坤土也，脾胃也。人之汗猶天地之雨也，陰滋其濕，則為霧露為雨也，陰濕寒下行之地氣也，汗多則亡陽，陽去則陰勝也，甚為寒中。濕勝則音聲如從甕中出，濕若中水也。相家有說土音如居深甕中，言其壅也，遠也，不出也，其為濕審矣。又知此二者，一為陰寒也。

《內經》曰：氣虛則外寒，雖見熱中蒸蒸為汗，終傳大寒，知始為熱中，表虛亡陽，不任外寒，終傳寒中，多成痹寒矣。色以候天，脈以候地，形者乃候地之陰陽也。故以脈氣候之，皆有形無形可見者也。

調衛湯

治濕勝自汗，補衛氣虛弱，表虛不任外寒。

蘇木　紅花以上各一分　豬苓二分　麥門冬三分　生地黃三分　半夏湯洗七次　生黃芩　生甘草　當歸梢以上各五分　羌活七分　麻黃根　黃耆以上各一錢　五味子七枚

上㕮咀，如麻豆大，作一服，水二盞，煎至一盞，去渣，稍熱服。中風證必自汗，汗多不得重發汗，故禁麻黃而用根節也。

濕熱成痿肺金受邪論

六七月之間，濕令大行，子能令母實而熱旺，濕熱相合而刑庚大腸，故寒涼以救之，燥金受濕熱之邪，絕寒水生化之源，源絕則腎虧，痿厥之病大作，腰以下痿軟癱瘓不能動，行走不正，兩足軟側，以清燥湯主之。

清燥湯

黃連去鬚　酒黃柏　柴胡以上各一分　麥門冬　當歸身　生地黃　炙甘草　豬苓　麴以上各二分　人參　白茯苓　升麻以上各三分　橘皮　白朮　澤瀉以上各五分　蒼朮一錢　黃耆一錢五

分　五味子九枚

上㕮咀，如麻豆大，每服半兩，水二盞半，煎至一盞，去渣，稍熱空心服。

助陽和血補氣湯

治眼發後，上熱壅，白睛紅，多眵淚，無疼痛而癮澀難開，此服苦寒藥太過，而真氣不能通九竅也。故眼昏花不明，宜助陽和血補氣。

香白芷二分　蔓荊子三分　炙甘草　當歸身酒洗　柴胡以上各五分　升麻　防風以上各七分　黃耆一錢

上㕮咀，都作一服，水一盞半，煎至一盞，去渣，熱服，臨臥，避風處睡，忌風寒及食冷物。

升陽湯

治大便一日三四次，溏而不多，有時泄瀉，腹中鳴，小便黃。

柴胡　益智仁　當歸身　橘皮以上各三分　升麻六分　甘草二錢　黃耆三錢　紅花少許

上㕮咀，分作二服，每服水二大盞，煎至一盞，去渣，稍熱服。

升陽除濕湯

治脾胃虛弱，不思飲食，腸鳴腹痛，泄瀉無度，小便黃，四肢困弱。

甘草　大麥糵麵如胃寒腹鳴者加　陳皮　豬苓以上各三分　澤瀉　益智仁　半夏　防風　神麴　升麻　柴胡　羌活以上各五分　蒼朮一錢

上㕮咀，作一服，水三大盞，生薑三片，棗二枚，同煎至一盞，去渣，空心服。

益胃湯

治頭悶，勞動則微痛，不喜飲食，四肢怠惰，躁熱短氣，口不知味，腸鳴，大便微溏、黃色，身體昏悶，口乾不喜食冷。

黃耆　甘草　半夏以上各二分　黃芩　柴胡　人參　益智仁　白朮以上各三分　當歸梢　陳皮　升麻以上各五分　蒼朮一錢五分

上㕮咀，作一服，水二大盞，煎至一盞，去渣，稍熱服，食前，忌飲食失節，生冷硬物、酒、濕麵。

生薑和中湯

治食不下，口乾虛渴，四肢困倦。

生甘草　炙甘草以上各二分　酒黃芩　柴胡　橘皮以上各二分　升麻三分　人參　葛根　藁本　白朮以上各五分　羌活七分　蒼朮一錢　生黃芩二錢

上㕮咀，作一服，水二盞，生薑五片，棗二枚，擘開，同煎至一盞，去渣，稍熱服之，食前。

強胃湯

治因飲食勞役所傷，腹脅滿悶，短氣，遇春

口淡無味，遇夏雖熱而惡寒，常如飽，不喜食冷物。

黃柏　甘草以上各五分升　麻柴　柴胡　當歸身　陳皮以上各一錢　生薑　麴以上各一錢五分　草豆蔻二錢　半夏　人參以上各三錢　黃耆一兩

上㕮咀，每服三錢，水二大盞，煎至一盞，去渣，溫服，食前。

溫胃湯

專治服寒藥多，致脾胃虛弱，胃脘痛。

人參　甘草　益智仁　縮砂仁　厚朴以上各二分　白豆蔻　乾生薑　澤瀉　薑黃以上各三分　黃耆　陳皮以上各七分

上件為極細末，每服三錢，水一盞，煎至半盞，溫服，食前。

和中丸

人參　乾薑　橘紅以上各一錢　乾木瓜二錢

炙甘草三錢

上為細末，蒸餅為丸，如梧桐子大，每服三五十丸，溫水送下，食前服。

藿香安胃散

治脾胃虛弱，不進飲食，嘔吐不待腐熟。

藿香　丁香　人參以上各二錢五分　橘紅五錢

上件四味為細末，每服二錢，水一大盞，生薑一片，同煎至七分，和渣冷服，食前。

異功散

治脾胃虛冷，腹鳴，腹痛，自利，不思飲食。

人參　茯苓　白朮　甘草　橘皮以上各五分

上為粗散，每服五錢，水二大盞，生薑三片，棗二枚，同煎至一盞，去渣溫服，食前。先用數服，以正其氣。

飲食傷脾論

《四十九難》曰：飲食勞倦則傷脾。

又云：飲食自倍，腸胃乃傷。腸澼為痔。

夫脾者行胃津液，磨胃中之穀，主五味也。胃既傷則飲食不化，口不知味，四肢倦困，心腹痞滿，兀兀欲吐而惡食，或為飧泄，或為腸澼，此胃傷脾亦傷明矣。大抵傷飲、傷食，其治不同，傷飲者無形之氣也，宜發汗、利小便以導其濕；傷食者有形之物也，輕則消化，或損其穀，此最為妙也，重則方可吐下。今立數方，區分類析，以列於後。

五苓散

治煩渴飲水過多，或水入即吐，心中淡淡，停濕在內，小便不利。

桂枝一兩　茯苓　豬苓　白朮以上各一兩五錢　澤瀉二兩五錢

上為細末，每服二錢，熱湯調服，不拘時候，服訖多飲熱湯，有汗出即癒。

如瘀熱在裡，身發黃疸，濃煎茵陳湯調下，食前服之。

如疸發渴及中暑引飲，亦可用水調服。

論飲酒過傷

夫酒者大熱有毒，氣味俱陽，乃無形之物也。若傷之，止當發散，汗出則癒矣。其次莫如利小便。二者乃上下分消其濕。

今之酒病者，往往服酒癥丸大熱之藥下之，又有用牽牛、大黃下之者，是無形元氣受病，反下有形陰血，乖誤甚矣。酒性大熱以傷元氣，而復重瀉之，況亦損腎水。真陰及有形陰血俱為不足，如此則陰血愈虛，真水愈弱，陽毒之熱大旺，反增其陰火，是以元氣消耗折人長命，不然則虛損之病成矣。

酒疸下之，久久為黑疸，慎不可犯，以葛花解酲湯主之。

葛花解酲湯

治飲酒太過，嘔吐痰逆，心神煩亂，胸膈痞塞，手足戰搖，飲食減少，小便不利。

蓮花青皮去穰，三分　木香五分　橘皮去白　人參去蘆　豬苓去黑皮　白茯苓以上各一錢五分　神麴炒黃　澤瀉　乾生薑　白朮以上各二錢　白豆蔻仁　葛花　砂仁以上各五錢

上為極細末，稱和勻，每服三錢匕，白湯調下，但得微汗，酒病去矣，此蓋不得已而用之，豈可恃賴日日飲酒？此方氣味辛辣，偶因酒病服之，則不損元氣，何者，敵酒病也。

枳朮丸

治痞消食強胃。

枳實麩炒黃色，去穰，一兩　白朮二兩

上同為極細末，荷葉裹燒飯為丸，如梧桐子大，每服五十丸，多用白湯下，無時。白朮者，本意不取其食速化，又令人胃氣強，不復傷也。

橘皮枳朮丸

治老幼元氣虛弱，飲食不消，臟腑不調，心下痞悶。

枳實麩炒去穰　橘皮以上各一兩　白朮二兩

上件為細末，荷葉燒飯為丸，如梧桐子大，每服五十丸，溫水送下，食遠。夫內傷用藥之大法，所貴服之強人胃氣，令胃氣益厚，雖猛食、多食、重食而不傷，此能用食藥者也。此藥久久益胃氣，令不復致傷也。

半夏枳朮丸

治因冷食內傷。

半夏薑洗七次，焙乾　枳實麩炒黃色　白朮以上各二兩

上同為極細末，荷葉裹燒飯為丸，如梧桐子大，每服五十丸，添服不妨，無定法。如熱湯浸蒸餅為丸亦可。

如食傷，寒熱不調，每服加上二黃丸十丸，白湯下。更作一方加澤瀉一兩為丸，有小便淋者用。

木香乾薑枳朮丸

破除寒滯氣，消寒飲食。

木香三錢　乾薑五錢，炮　枳實一兩，炒　白朮一兩五錢

上為極細末，荷葉燒飯為丸，如梧桐子大，每服三五十丸，溫水送下，食前。

木香人參生薑枳朮丸

開胃進食。

乾生薑二錢五分　木香三錢　人參三錢五分　陳皮四錢　枳實一兩，炒黃　白朮一兩五錢

上為細末，荷葉燒飯為丸，如梧桐子大。每服三五十丸，溫水送下，食前，忌飽食。

和中丸

治病久虛弱，厭厭不能食，而臟腑或秘或溏，此胃氣虛弱也。常服則和中理氣，消痰去濕，厚腸胃，進飲食。

木香二錢五分　枳實麩炒　炙甘草以上各三錢五分　檳榔四錢五分　陳皮去白，八錢　半夏湯

洗七次　厚朴薑製，以上各一兩　白朮一兩二錢

上為細末，生薑自然汁浸蒸餅為丸，如梧桐子大，每服三五十丸，溫水送下，食前或食遠。

交泰丸

升陽氣，瀉陰火，調榮氣，進飲食，助精神，寬腹中，除怠惰嗜臥，四肢不收，沉困懶倦。

乾薑炮製，三分　巴豆霜五分　人參去蘆　肉桂去皮，以上各一錢　柴胡去苗　小椒炒去汗，並閉目，去子　白朮以上各一錢五分　厚朴去皮銼炒，秋冬加七錢　酒煮苦楝　白茯苓　砂仁以上各三錢　川烏頭炮去皮臍，四錢五分　知母四錢，一半炒，一半酒炒，此一味春夏所宜，秋冬去之　吳茱萸湯洗七次，五錢　黃連去鬚，秋冬減一錢五分　皂角水洗，煨去皮弦　紫菀去苗，以上各六錢

上除巴豆霜另入外，同為極細末，煉蜜為丸，如梧桐子大，每服十丸，溫水送下，虛實加減。

三棱消積丸

治傷生冷硬物，不能消化，心腹滿悶。

丁皮　益智以上各三錢　巴豆炒，和粳米炒焦，去米　茴香炒　陳皮　青橘皮以上各五錢　京三棱炮　廣茂（莪朮）炮　炒麴以上各七錢

上件為細末，醋打麵糊為丸，如梧桐子大，每服十丸至二十丸，溫生薑湯送下，食前。量虛實加減，得更衣止後服。

備急丸

治心腹百病卒痛如錐刺及脹滿不快，氣急，並治之。

錦紋川大黃為末　乾薑炮為末　巴豆先去皮膜心，研如泥霜，出油，用霜

上件三味等份，同一處研勻，煉蜜成劑。臼內杵千百下，丸如大豌豆大，夜臥溫水下一丸，如氣實者加一丸。如卒病不計時候服，婦人有孕

不可服，如所傷飲食在胸膈間，兀兀欲吐，反覆悶亂，以物探吐去之。

神保丸

治心膈痛、腹痛、血痛、腎氣痛、脅下痛、大便不通、氣噎、宿食不消。

木香　胡椒以上各二錢五分　巴豆十枚，去皮、油、心、膜，研　乾蠍七枚

上件四味為末，湯浸蒸餅為丸，麻子大，朱砂三錢為衣，每服五丸。

如心膈痛，柿蒂、燈心湯下。

如腹痛，柿蒂、煨薑煎湯下。

如血痛，炒薑醋湯下。

如腎氣痛、脅下痛，茴香酒下。

如大便不通，蜜調檳榔末一錢下。

如氣噎，木香湯下。

如宿食不消，茶、酒、漿、飲任下。

雄黃聖餅子

治一切酒食所傷，心腹滿不快。

雄黃五錢　巴豆一百個，去油心膜　白麵十兩，重羅過

上件三味內除白麵八九兩，餘藥同為細末，共麵和勻，用新水和作餅子如手大，以漿水煮，煮至浮於水上，漉出，控，旋看硬軟搗作劑，丸如梧桐子大，捻作餅子，每服五七餅子。加至十餅、十五餅，嚼破一餅利一行，二餅利二行，茶、酒任下，食前。

蠲飲枳實丸

逐飲消痰，導滯清膈。

枳實麩炒，去穰　半夏湯洗　陳皮去白，以上各二兩　黑牽牛八兩，內取頭末三兩

上為細末，水煮麵糊為丸，如梧桐子大，每服五十丸，食後，生薑湯下。

感應丸

治虛中積冷，氣弱有傷，停積胃脘，不能傳化，或因氣傷冷，因饑飽食，飲酒過多，心下堅

滿，兩脅脹痛，心腹大疼，霍亂吐瀉，大便頻，後重遲澀，久痢赤白，膿血相雜，米穀不消，癒而復發。

又治中酒嘔吐痰逆，噁心喜唾，頭旋，胸膈痞悶，四肢倦怠，不欲飲食。

又治妊娠傷冷，新產有傷，若久有積寒，吃熱藥不效者，並悉治之。

又治久病形羸，荏苒歲月，漸致虛弱，面黃肌瘦，飲食或進或退，大便或秘或泄，不拘久新積冷，並皆治之。

乾薑炮製，一兩　南木香去蘆　丁香以上各一兩五錢　百草霜二兩　肉豆蔻去皮，三十個　巴豆去皮、心、膜、油，研，七十個　杏仁一百四十個，湯浸去皮尖，研膏

上七味，除巴豆粉、百草霜、杏仁三味外，餘四味搗為細末，卻與三味同拌，研令細，用好蠟匱和，先將蠟六兩溶化作汁，以重綿濾去渣，更以好酒一升於銀、石器內煮蠟溶，滾數沸傾出，候酒冷，其蠟自浮於上，取蠟秤開丸。

春夏修合用清油一兩於銚內，熬令沫散香

熟，次下酒煮蠟四兩同化作汁，就鍋內乘熱拌和前項藥末。

秋冬修合用清油一兩五錢，同煎煮熟作汁和匱藥末成劑，分作小鋌子，以油單紙裹之，旋丸服耳。

神應丸

治因一切冷物冷水及湩乳、酪水所傷，腹痛腸鳴，米穀不化。

丁香　木香以上各二錢　巴豆　杏仁　百草霜　乾薑以上各五錢　黃蠟二錢

上先將黃蠟，用好醋煮去渣穢，將巴豆、杏仁同炒黑煙盡，研如泥，將黃蠟再上火，春夏入小油五錢，秋冬入小油八錢，溶開入在杏仁、巴豆泥子內同攪，旋下丁香、木香等藥末，研勻搓作鋌子，油紙裹了，旋丸用，如芥子大，每服三五十丸，溫米飲送下，食前，日三服，大有神效。

白朮安胃散

治一切瀉痢，無問膿血相雜，裡急窘痛，日夜無度。

又治男子小腸氣痛，及婦人臍下虛冷，並產後兒枕塊痛，亦治產後虛弱，寒熱不止者。

五味子　烏梅取肉炒乾，以上各五錢　車前子　茯苓　白朮以上各一兩　米殼三兩，去頂蒂穰，醋煮一宿，炒乾

上為末，每服五錢，水一盞半，煎至一盞，去渣，空心溫服。

聖餅子

治瀉痢赤白，臍腹撮痛，久不癒者。

黃丹二錢　定粉　舶上硫黃　陀僧以上各三錢　輕粉少許

上細銼為末，入白麵四錢匕，滴水和如指尖大，捻作餅子，陰乾，食前溫漿水磨服之，大便

黑色為效。

當歸和血散

治腸澼下血，濕毒下血。

川芎四分　青皮　槐花　荊芥穗　熟地　黃耆　白朮以上各六分　當歸身　升麻以上各一錢

上件為細末，每服二三錢，清米飲湯調下，食前。

訶黎勒丸

治休息痢，晝夜無度，腥臭不可近，臍腹撮痛，諸藥不效。

訶子五錢，去核稱　椿根白皮一兩　母丁香三十個

上為細末，醋麵糊丸，如梧桐子大，每服五十丸，陳米飯湯，入醋少許送下，五更，三日三服，效。

脾胃損在調飲食適寒溫

《十四難》曰：損其脾者，調其飲食，適其寒溫。夫脾、胃、大腸、小腸、三焦、膀胱，倉廩之本，營之所居，名曰器，能化糟粕轉味而出入者也。

若飲食熱無灼灼，寒無淒淒，寒溫中適，故氣將持，乃不致邪僻。或飲食失節，寒溫不適，所生之病，或溏泄無度，或心下痞悶，腹脅膜脹，口失滋味，四肢困倦，皆傷於脾胃所致而然也。腸胃為市，無物不受，無物不入。

若風、寒、暑、濕、燥，一氣偏勝，亦能傷脾損胃，觀證用藥者，宜詳審焉。

脾胃右關所主其脈緩如得：

弦脈

風邪所傷，甘草芍藥湯、黃耆建中湯之類，或甘酸之劑皆可用之。

洪脈

熱邪所傷，三黃丸、瀉黃散、調胃承氣湯，或甘寒之劑皆可用之。

緩脈

本經太過，濕邪所傷，平胃散加白朮、茯苓，五苓散，或除濕淡滲之劑皆可用之。

澀脈

燥熱所傷，異功散加當歸，四君子湯加熟地黃，或甘溫甘潤之劑皆可用之。

沉細脈

寒邪所傷，益黃散、養胃丸、理中丸、理中湯，如寒甚加附子，甘熱之劑皆可用之。

前項所定方藥，乃常溫也，如變則更之。

胃風湯

治大人小兒風冷乘虛入客腸胃，水穀不化，泄瀉注下，腹脅虛滿，腸鳴㽲痛，乃腸胃濕毒，下如豆汁，或下瘀血，日夜無度，並宜服之。

人參去蘆　白茯苓去皮　芎藭　桂去粗皮　當歸去苗　白芍藥　白朮以上各等份

上為粗散，每服二錢，以水一大盞，入粟米數百餘粒，同煎至七分，去渣，稍熱服，空心食前，小兒量力減之。

三黃丸

治丈夫婦人三焦積熱，上焦有熱，攻衝眼目赤腫，頭項腫痛，口舌生瘡；中焦有熱，心膈煩躁，不美飲食；下焦有熱，小便赤澀，大便秘結。五臟俱熱，即生癰癤瘡痍。及治五般痔疾，糞門腫痛，或下鮮血。

黃連去蘆　黃芩去蘆　大黃以上各一兩

上為細末，煉蜜為丸，如梧桐子大。每服三十丸，用熟水吞下，如臟腑壅實，加服丸數，小兒積熱亦宜服之。

白朮散

治虛熱而渴。

人參去蘆　白朮　木香　白茯苓去皮　藿香葉去土　甘草以上各一兩　乾葛二兩

上件為粗末，每服三錢至五錢，水一盞，煎至五分，溫服，如飲水者多煎與之，無時服，如不能食而渴，潔古先師倍加葛根，如能食而渴，白虎湯加人參服之。

加減平胃散

治脾胃不和，不思飲食，心腹、脅肋脹滿刺痛，口苦無味，胸滿氣短，嘔噦噁心，噫氣吞酸，面色萎黃，肌體瘦弱，怠惰嗜臥，體重節痛，常多自利，或發霍亂，及五噎八痞，膈氣反胃。

甘草銼炒，二兩　厚朴去粗皮，薑製炒香　陳皮去白，以上各三兩二錢　蒼朮去粗皮，米泔浸，五兩

上為細末，每服二錢，水一盞，入生薑三片，乾棗二枚，同煎至七分，去渣溫服，或去薑、棗，帶熱服，空心食前，入鹽一捻，沸湯點服亦得，常服調氣暖胃，化宿食，消痰飲。避風、寒、冷、濕四時非節之氣。

如小便赤澀，加白茯苓、澤瀉。

如米穀不化，食飲多傷，加枳實。

如胸中氣不快，心下痞氣，加枳殼、木香。

如脾胃困弱，不思飲食，加黃耆、人參。

如心下痞悶腹脹者，加厚朴，甘草減半。

如遇夏，則加炒黃芩。

如遇雨水濕潤時，加茯苓、澤瀉。

如遇有痰涎，加半夏、陳皮。

凡加時，除蒼朮、厚朴外，依例加之，如一服五錢，有痰用半夏五分。

如嗽，飲食減少、脈弦細，加當歸、黃耆。

如脈洪大緩，加黃芩、黃連。

如大便硬，加大黃三錢，芒硝二錢，先嚼麩炒桃仁爛，以藥送下。

散滯氣湯

治因鬱氣結中脘，腹皮底微痛，心下痞滿，不思飲食，雖食不散，常常有痞氣。

當歸身二分　陳皮三分　柴胡四分　炙甘草一錢　半夏一錢五分　生薑五片　紅花少許

上件銼如麻豆大，都作一服，水二盞，煎至一盞，去渣，稍熱服，食前，忌濕麵、酒。

通幽湯

治幽門不通上衝，吸門不開噎塞，氣不得上下，治在幽門閉，大便難，此脾胃初受熱中，多有此證，名之曰下脘不通。

桃仁泥　紅花以上各一分　生地黃　熟地黃以上各五分　當歸身　炙甘草　升麻以上各一錢

上㕮咀，都作一服，水二大盞，煎至一盞，去渣，稍熱服之。食前。

潤腸丸

治飲食勞倦，大便秘澀，或乾燥閉塞不通，全不思食，乃風結、血結，皆能閉塞也，潤燥、和血、疏風，自然通利也。

大黃去皮　當歸梢　羌活以上各五錢　桃仁湯浸，去皮尖，一兩　麻子仁去皮取仁，一兩二錢五分

上除麻仁另研如泥外，搗羅為細末，煉蜜為

丸，如梧桐子大，每服五十丸，空心用白湯送下。

導氣除燥湯

治飲食勞倦，而小便閉塞不通，乃血澀致氣不通而竅澀也。

滑石炒黃　茯苓去皮，以上各二錢　知母細銼，酒洗　澤瀉以上各三錢　黃柏去皮，四錢酒洗

上㕮咀，每服半兩，水二盞，煎至一盞，去渣，稍熱服，空心。如急，不拘時候。

丁香茱萸湯

治胃虛嘔噦吐逆，膈咽不通。

乾生薑　黃柏以上各二分　丁香　炙甘草　柴胡　橘皮　半夏以上各五分　升麻七分　吳茱萸　草豆蔻　黃耆　人參以上各一錢　當歸身一錢五分　蒼朮二錢

上件銼如麻豆大，每服半兩，水二盞，煎至一盞，去渣，稍熱服，食前，忌冷物。

草豆蔻丸

治脾胃虛而心火乘之，不能滋榮上焦元氣，遇冬腎與膀胱之寒水旺時，子能令母實，致肺金大腸相輔而來克心乘脾胃，此大復其仇也。

經云：大勝必大復，故皮毛、血脈、分肉之間，元氣已絕於外，又大寒、大燥二氣並乘之，則苦惡風寒，耳鳴，及腰背相引胸中而痛，鼻息不通，不聞香臭，額寒腦痛，目時眩，目不欲開，腹中為寒水反乘，痰唾沃沫，食入反出，常痛，及心胃痛，脅下急縮，有時而痛，腹不能努，大便多瀉而少秘，下氣不絕或腸鳴，此脾胃虛之極也。

胸中氣亂，心煩不安，而為霍亂之漸，膈咽不通，噎塞，極則有聲，喘喝閉塞，或日陽中，或暖房內稍緩，口吸風寒則復作，四肢厥逆，身體沉重，不能轉側，頭不可以回顧，小便溲而時躁，此藥主秋冬寒涼，大復氣之藥也。

澤瀉一分，小便數減半　柴胡二分或四分，須詳脅痛多少用　神麴　薑黃以上各四分　當歸身　生甘草　熟甘草　青皮以上各六分　桃仁湯洗，去皮尖，七分　白僵蠶　吳茱萸湯洗，去苦烈味，焙乾　益智仁　黃耆　陳皮　人參以上各八分　半夏一錢，湯洗七次　草豆蔻仁一錢四分，麵裹燒麵熟為度，去皮用仁　麥蘖麵炒黃，一錢五分

上件一十八味，同為細末，桃仁另研如泥，再同細末一處研勻，湯浸蒸餅為丸，如梧桐子大。每服三五十丸，熟白湯送下，旋斟酌多少。

神聖復氣湯

治復氣，乘冬足太陽寒氣，足少陰腎水之旺，子能令母實，手太陰肺實，反來侮土，火木受邪，腰背胸膈閉塞，疼痛善嚏，口中涎，目中泣，鼻中流濁涕不止，或如息肉，不聞香臭，咳嗽痰沫，上熱如火，下寒如冰。

頭作陣痛，目中流火，視物䀮䀮，耳鳴耳聾，頭並口鼻或惡風寒，喜日陽，夜臥不安，常覺痰塞，膈咽不通，口失味，兩脅縮急而痛，牙齒動搖不能嚼物，陰汗，前陰冷，行步軟側，起居艱難，掌中寒，風痹麻木，小便數而晝多，夜頻而欠，氣短喘喝，少氣不足以息，卒遺失無度，婦人白帶，陰戶中大痛，牽心而痛，黧黑失

色，男子控睾牽心腹陰陰而痛，面如赭色，食少大小便不調，煩心霍亂，逆氣裡急而腹皮色白，後出餘氣，腹不能努，或腸鳴，膝下筋急，肩胛大痛，此皆寒水來復火土之仇也。

黑附子炮裹去皮　乾薑炮為末，以上各三分　防風銼如豆大　鬱李仁湯浸去皮尖，另研如泥　人參以上各五分　當歸身酒洗，銼，六分　半夏湯泡七次　升麻銼，以上各七分　甘草銼　藁本以上各八分　柴胡銼如豆大　羌活銼如豆大，以上各一錢　白葵花五朵，去心細剪入

上件藥都一服，水五盞，煎至二盞，入：

橘皮五分　草豆蔻仁麵裹燒熟，去皮　黃耆以上各一錢

上件入在內，再煎至一盞，再入下項藥：

生地黃二分酒洗　黃柏酒浸　黃連酒浸　枳殼以上各三分

以上四味預一日，另用新水浸，又以：

細辛二分　川芎細末　蔓荊子以上各三分

預一日用新水半大盞，分作二處浸此三味，並黃柏等煎正藥作一大盞，不去渣入此浸者藥，再上火煎至一大盞，去渣稍熱服，空心，又能治齧頰、齧唇、齧舌、舌根強硬等證如神。忌肉湯，宜食肉，不助經絡中火邪也。大抵腎並膀胱經中有寒，元氣不足者皆宜服之。

脾胃將理法

白粥、粳米、綠豆、小豆、鹽豉之類，皆淡滲利小便，且小便數不可更利，況大瀉陽氣，反得行陰道。切禁濕麵，如食之覺快，勿禁。

藥中不可服澤瀉、豬苓、茯苓、燈心、琥珀、通草、木通、滑石之類，皆行陰道，而瀉陽道也，如渴，如小便不利，或閉塞不通則服，得利勿再服。

忌大鹹，助火邪而瀉腎水真陰，及大辛味，蒜、韭、五辣、醋、大料物、官桂、乾薑之類，皆傷元氣。

若服升沉之藥，先一日將理，次日腹空服，服畢更宜將理十日，先三日尤甚，不然則反害也。

夫諸病四時用藥之法，不問所病，或溫或涼，或熱或寒，如春時有疾，於所用藥內加清涼風藥，夏月有疾加大寒之藥，秋月有疾加溫氣藥，冬月有疾加大熱藥，是不絕生化之源也。錢仲陽醫小兒深得此理。

《內經》必先歲氣，毋伐天和，是為至治。又曰：無違時，無伐化。又曰：無伐生生之氣，皆此常道也。用藥之法，若反其常道，而變生異證，則當從權施治。假令病人飲酒，或過食寒，或過食熱，皆可以增病。如此則以權衡應變治之，權變之藥，豈可常用之。

攝　養

忌浴當風汗，當風須以手摩汗孔合，方許見風，必無中風、中寒之疾。

遇卒風暴寒衣服不能禦者，則宜爭努周身之氣以當之，氣弱不能禦者病。

如衣薄而氣短，則添衣，於無風處居止，氣尚短，則以沸湯一碗薰其口鼻即不短也。

如衣厚於不通風處居止，而氣短，則宜減衣，摩汗孔合，於漫風處居止。

如久居高屋，或天寒陰濕所遏，令氣短者，亦如前法薰之。

如居周密小室，或大熱而處寒涼氣短，則出就風日，凡氣短皆宜食滋味湯飲，令胃調和。

或大熱能食而渴，喜寒飲，當從權以飲之，然不可耽嗜。如冬寒喜熱物，亦依時暫食。

夜不安寢，衾厚熱壅故也，當急去之，仍拭汗，或薄而不安，即加之，睡自穩也。饑而睡不安，則宜少食，飽而睡不安，則少行坐。

遇天氣變更，風寒陰晦，宜預避之，大抵宜溫暖、避風寒、省語，少勞役為上。

遠　欲

名與身孰親，身與貨孰多，以隋侯之珠，彈千仞之雀，世必笑之，何取之輕而棄之重耶！殘軀六十有五，耳目半失於視聽，百脈沸騰而煩心，身如眾派漂流，瞑目則魂如浪去，神氣衰於前日，飲食減於曩時，但應人事，病皆彌甚，以己之所有，豈止隋侯之珠哉！

安於淡薄，少思寡欲，省語以養氣，不妄作勞以養形，虛心以維神，壽夭得失安之於數，得喪既輕，血氣自然諧和，邪無所容，病安增劇，苟能持此，亦庶幾於道，可謂得其真趣矣。

省言箴

氣乃神之祖，精乃氣之子，氣者，精神之根蒂也，大矣哉！積氣以成精，積精以全神，必清必靜，御之以道，可以為天人矣。有道者能之，予何人哉，切宜省言而已。

memo

memo

memo

《脾胃論》校注

著　　者｜金・李東垣
校注者｜李　倩　郝　洋　高麗娜
責任編輯｜王　璇

發行人｜蔡森明
出版者｜大展出版社有限公司
社　　址｜台北市北投區（石牌）致遠一路 2 段 12 巷 1 號
電　　話｜（02）28236031・28236033・28233123
傳　　真｜（02）28272069
郵政劃撥｜01669551
網　　址｜www.dah-jaan.com.tw
電子郵件｜service@dah-jaan.com.tw
登記證｜局版臺業字第 2171 號

承印者｜傳興印刷有限公司
裝　　訂｜佳昇興業有限公司
排版者｜弘益企業行
授權者｜山西科學技術出版社
初版1刷｜2023 年 1 月

定　　價｜230 元

《脾胃經》校注／金・李東垣　著　李倩、郝洋、高麗娜　校注
——初版——臺北市，大展出版社有限公司，2023.01
　面；21 公分——（中醫經典古籍；5）
ISBN 978-986-346-409-9（平裝）
1.CST：脾胃論　2.CST：中醫　3.CST：脾胃系病證　4.CST：中醫典籍
413.343　　111020309

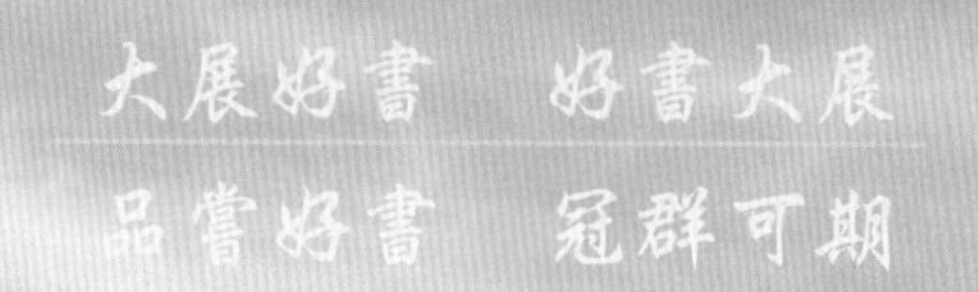
大展好書　好書大展
品嘗好書　冠群可期

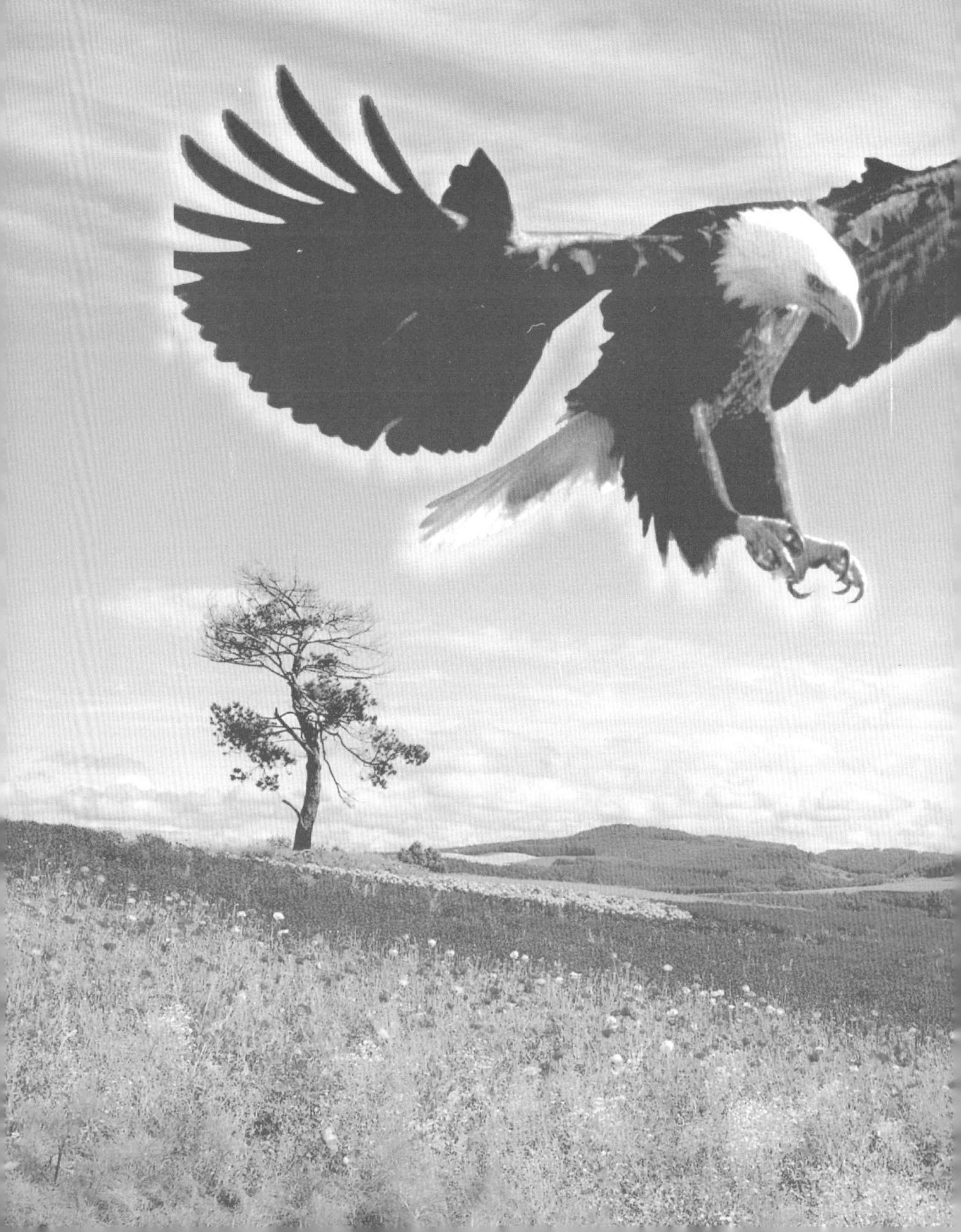